中国抗癌协会宫颈癌专业委员会系列丛书

总主编　林仲秋　周　琦

宫颈腺癌诊治规范及病例精解

组织编写

中国抗癌协会宫颈癌专业委员会

主　编

刘开江　张　颐　陆安伟

副主编

刘　青　吴绪峰

U0911464

人民卫生出版社

·北　京·

版权所有，侵权必究！

图书在版编目（CIP）数据

宫颈腺癌诊治规范及病例精解 / 刘开江，张颐，陆安伟主编. -- 北京 ：人民卫生出版社，2025. 7.
ISBN 978-7-117-38218-2

Ⅰ. R737. 33

中国国家版本馆 CIP 数据核字第 2025BT7151 号

人卫智网	www.ipmph.com	医学教育、学术、考试、健康，购书智慧智能综合服务平台
人卫官网	www.pmph.com	人卫官方资讯发布平台

宫颈腺癌诊治规范及病例精解
Gongjingxian'ai Zhenzhi Guifan ji Bingli Jingjie

主　　编：刘开江　张　颐　陆安伟
出版发行：人民卫生出版社（中继线 010-59780011）
地　　址：北京市朝阳区潘家园南里 19 号
邮　　编：100021
E - mail：pmph @ pmph.com
购书热线：010-59787592　010-59787584　010-65264830
印　　刷：三河市潮河印业有限公司
经　　销：新华书店
开　　本：787 × 1092　1/32　　印张：8.5
字　　数：163 千字
版　　次：2025 年 7 月第 1 版
印　　次：2025 年 8 月第 1 次印刷
标准书号：ISBN 978-7-117-38218-2
定　　价：79.00 元
打击盗版举报电话：010-59787491　E-mail：WQ @ pmph.com
质量问题联系电话：010-59787234　E-mail：zhiliang @ pmph.com
数字融合服务电话：4001118166　E-mail：zengzhi @ pmph.com

编写委员会

专家委员会

林仲秋　中山大学孙逸仙纪念医院
周　琦　重庆大学附属肿瘤医院
盛修贵　中国医学科学院肿瘤医院深圳医院
王丹波　辽宁省肿瘤医院
李　斌　中国医学科学院肿瘤医院
刘开江　上海交通大学医学院附属仁济医院
田小飞　陕西省肿瘤医院
朱　滔　浙江省肿瘤医院

主　编

刘开江　上海交通大学医学院附属仁济医院
张　颐　中国医科大学附属第一医院
陆安伟　南方医科大学深圳医院

副主编

刘　青　上海交通大学医学院附属仁济医院
吴绪峰　湖北省妇幼保健院

编　委　（按姓氏笔画排序）

石　宇　四川省肿瘤医院

刘　青　上海交通大学医学院附属仁济医院

刘　畅　兰州大学第一医院

刘开江　上海交通大学医学院附属仁济医院

刘从容　北京大学第三医院

许天敏　吉林大学白求恩第二医院

李慧玲　北京大学人民医院

杨　卓　辽宁省肿瘤医院

吴　强　江苏省肿瘤医院

吴绪峰　湖北省妇幼保健院

邱　惠　武汉大学中南医院

张　颐　中国医科大学附属第一医院

张　燕　武汉大学人民医院

陆安伟　南方医科大学深圳医院

哈春芳　宁夏医科大学总医院

侯文杰　苏州大学附属第四医院

贺红英　柳州市柳铁中心医院

涂开家　江西省妇幼保健院

编写秘书：李芳梅

序　一

在这个日新月异的时代，医学知识的更新换代速度之快令人应接不暇。正如近几年我在《中国医学临床百家》丛书中所指出的观点，虽然宫颈癌的诊断和治疗技术已经有了很大的进展和成绩，形成了一系列的规范，但仍有一些颇受争议、尚未统一之处。随着研究的深入和技术进步，宫颈癌筛查、诊断和治疗又出现了很多新进展，有的甚至是颠覆性的变化。作为一名长期从事妇科肿瘤领域的医生，非常荣幸受邀为中国抗癌协会宫颈癌专业委员会系列丛书《宫颈腺癌诊治规范及病例精解》写序，与大家分享关于宫颈腺癌诊治的思考和展望。

宫颈腺癌是宫颈癌中第二常见的病理类型，其患病率虽不及宫颈鳞状细胞癌高，但其复杂性和治疗难度却不容小觑。即使是妇科肿瘤的专业书籍，如《中国妇科肿瘤学》《林巧稚妇科肿瘤学》等，也只在"宫颈癌章节"中占一小部分内容，目前也没有专门针对宫颈腺癌的规范。随着对宫颈腺癌研究的深入，我们逐渐认识到，宫颈腺癌在生物学行为、病理类型、治疗反应等方面与宫颈鳞状细胞癌存在显著差异。因此，制定专门针对宫颈腺癌的诊治规范，对于提高诊疗水平、改善患者预后具有重要意义。

自2023年5月中国抗癌协会宫颈癌专业委员会成立以来，在首任主任委员林仲秋教授的带领下，致力于宫颈癌专病的规范化诊疗推广普及工作，已公布、发布了15部与宫颈癌预防、筛查、治疗相关的指南。本书内容较多，从宫颈腺癌的流行病学、病因、病理学特征，到临床表现、诊断、治疗，再到预后和随访，对宫颈腺癌进行了全面而深入的阐述。在治疗方面，强调了手术、放疗、化疗等传统治疗手段的重要性，同时也关注了靶向治疗、免疫治疗等新兴治疗方式的进展。特别是在复发晚期宫颈腺癌的治疗中，注重个体化治疗策略的制订，根据患者的具体情况，选择最合适的治疗方法。

此外，本书还特别强调了预防和筛查的重要性。通过普及HPV疫苗接种和规范的宫颈筛查，可以很大程度地减少宫颈腺癌的发生。同时，也呼吁广大女性同胞提高自我保健意识，定期进行妇科检查，做到早发现、早治疗。

本书将为临床医生提供科学、有临床价值的参考，为患者带来更精准、更有效的治疗方案。期待本书成为广大妇产科医生的良师益友，为提高我国宫颈腺癌的诊治水平作出贡献。

曹泽毅
2025年4月14日

序　二

宫颈腺癌因其独特的临床病理特征和日益凸显的诊疗挑战，逐渐成为学界关注的焦点。尽管宫颈癌的整体患病率因 HPV 疫苗接种与筛查的普及呈现下降趋势，但宫颈腺癌的占比却从 20 世纪 70 年代的 5% 攀升至近年来的 20%~25%，其预后较鳞状细胞癌更差。这一现象背后，不仅折射出疾病生物学行为的复杂性，更暴露了传统诊疗模式在应对腺癌特殊性时的局限性——病灶隐匿性强、早期筛查灵敏度低、对放化疗相对不敏感，以及对分子靶向治疗需求的迫切性。

为了规范和提高宫颈腺癌的诊治水平，中国抗癌协会宫颈癌专业委员会组织本领域的专家编写了本书。编者基于全球最新循证证据，包括美国国立综合癌症网络、国际妇产科联盟、欧洲妇科肿瘤学会等指南，中国本土化数据及编写团队的临床经验，从流行病学、病因、病理、诊断、分期和分型、治疗、预后和随访等方面，以多维度、全周期的视角系统梳理了宫颈腺癌的诊疗路径，构建覆盖宫颈腺癌“防 - 筛 - 诊 - 治 - 康”的完整知识体系。

宫颈腺癌的发病机制与 HPV 感染的关联性较鳞状

细胞癌更为复杂，10%~15% 的病例呈 HPV 阴性，提示非 HPV 依赖型的致癌通路（如 *HER2* 扩增、*PIK3CA* 突变、激素受体异常）可能占据关键地位。本书首次将 “Silva 分型” 纳入诊疗框架，详细解析了 Silva 分型的内容及指导临床实践，为个体化治疗提供理论锚点。

传统细胞学筛查对宫颈腺癌的漏诊率高达 50%，HPV 检测亦存在局限性。本书介绍了甲基化检测、阴道镜、MRI 或 PET/CT 影像组学等新兴技术的临床应用价值，同时针对 “胃型腺癌诊断陷阱” 等临床痛点，通过理论和真实案例解析，为早期诊断提供切实可行的解决方案。

治疗策略方面，本书突破传统的 “一刀切” 模式，强调基于分期、分型、生育需求及社会心理因素的分层管理：对于早期患者，深入探讨保留生育功能手术（如根治性宫颈切除术）的适应证更新、术中淋巴结评估技术（前哨淋巴结活检联合病理超分期技术）的价值，以及术后妊娠时机的循证推荐。对于局部晚期患者，系统介绍了手术、同步放化疗与新辅助化疗的疗效争议，提出基于肿瘤异质性的决策模型。对于复发 / 转移性疾病，聚焦靶向治疗、免疫检查点抑制剂及抗体偶联药物的最新临床试验数据。本书还介绍了宫颈腺癌的预后和随访特点。

本书汇集了妇科肿瘤、病理学、放射学、药学及护理学专家的智慧。编者不仅追求学术严谨性，更注重临床实用性：书中嵌入诊疗流程图和典型病例讨论，力求成为临床一线工作者的 “口袋智库”。

医学的终极目标是让科学进步惠及每一个生命。面对宫颈腺癌的诊疗迷局，我们期待通过本书，传递前沿知识，弥合认知差异，最终为患者点亮希望之光，感谢刘开江教授带领的编写团队付出的艰辛努力。然医学无涯，书中不足之处，诚盼读者斧正，共促学科发展。

中国抗癌协会宫颈癌专业委员会主任委员

2025 年 4 月 14 日

前　言

对于宫颈癌整体而言，随着HPV疫苗接种率的提高和宫颈癌及癌前病变筛查的开展，在预防措施实施较好的国家和地区，已经实现了宫颈癌的总体患病率降低，但掩盖了组织学亚型的重要变化，表现为HPV相关型宫颈癌的发生率降低，非HPV相关型宫颈癌的比例却逐渐上升。另外，宫颈腺癌作为妇科恶性肿瘤的一种，虽然在患病率上不及宫颈鳞状细胞癌，但其独特的生物学行为、临床表现和治疗挑战，使得对该疾病的深入研究和精准治疗显得尤为重要。中国抗癌协会宫颈癌专业委员会组织专家编写了《宫颈腺癌诊治规范及病例精解》，对指导临床工作非常重要。

本书的编写旨在为临床各级医生提供一个较全面、专业的宫颈腺癌诊治参考。我们汇集了国内外最新的研究成果，结合临床实践，对宫颈腺癌的病因、流行病学、病理分类、临床表现、诊断方法、治疗原则，以及预后和随访等方面进行了系统的阐述。值得一提的是，本书不仅涵盖了宫颈腺癌的常规诊治方法，还详细介绍了一些特殊类型的腺癌，如胃型腺癌、透明细胞癌等；强调了Silva分型在宫颈腺癌诊治中的价值，这些内容将有助于提高临床医生对宫颈腺癌的识别和处理能力。

在治疗方面，我们强调了手术、放疗、化疗、靶向治疗和免疫治疗等多学科综合治疗的重要性。随着医学技术的不断进步，宫颈腺癌的治疗已经从单一的手术或放疗，发展成为包括多种治疗手段的综合治疗模式。随着对宫颈腺癌基础研究的深入和恶性肿瘤行为认识的提高，一些新的治疗手段在宫颈腺癌治疗的地位也发生了改变，比如免疫检查点抑制剂、抗血管靶向药物和抗体药物偶联物为代表的新型药物在宫颈癌的研究中日新月异，多项临床研究均取得了明显的疗效，成为宫颈腺癌治疗中不可或缺的一个重要组成部分。我们特别关注了宫颈腺癌个体化治疗的重要性，强调根据患者的具体情况，选择最合适的治疗方案。

此外，本书还精选了一系列具有代表性的病例，通过对这些病例的深入分析，展示了宫颈腺癌诊治过程中可能遇到的各种问题和挑战，以及如何根据患者的具体情况制订合理的治疗计划。这些病例精解不仅能够帮助医生提高临床思维和决策能力，也能够为患者提供更多、更实际的关于疾病治疗的信息，帮助他们更好地参与到治疗决策中来。

在编写过程中，我们得到了众多专家的大力支持和帮助，他们无私地分享了自己的经验和见解，为本书的内容丰富和质量提升作出了重要贡献。我们深知，作为一名医生，每一次诊断、每一次治疗都关系到患者的生命和家庭的幸福。因此，不断学习、不断进步，包括提高对一些特殊类型腺癌的认识能力，才能减少误诊，为患者提供合理治疗、为生命健康保驾护航。在此，我们向所有参与本书编写的专家和工作人员表示最诚挚的感谢。

最后，我们希望《宫颈腺癌诊治规范及病例精解》能够成为临床医生、医学研究人员及患者宝贵的参考资料，为提高宫颈腺癌的诊治水平、改善患者预后贡献一份力量。本书出版之际，恳切希望广大读者在阅读过程中不吝赐教，欢迎发送邮件至邮箱 renweifuer@pmph.com，或扫描下方二维码，关注“人卫妇产科学”，对我们的工作予以批评指正，以期再版修订时进一步完善，更好地为大家服务。

刘开江

2025 年 4 月 14 日

目 录

第一章

宫颈腺癌流行病学及病因

尽管在部分发达国家宫颈癌的总体患病率和病死率较前有所下降,但在发展中国家,包括中国,普遍未能实现,宫颈癌仍是目前世界范围内的重大卫生问题。宫颈腺癌作为宫颈癌的重要组成部分,由于其组织病理学复杂,诸多类型的宫颈腺癌与 HPV 感染无关,在疫苗逐渐普及的时代,宫颈腺癌的发病比例上升,且呈年轻化趋势,为宫颈腺癌的治疗增加了难度。了解宫颈腺癌的流行病学和病因是规范诊疗的基础。

第一节　宫颈腺癌的流行病学

2022 年,宫颈癌的全球年发病例数为 66.1 万例,死亡 34.8 万例,其中,中国新发病例数为 11.1 万例,死亡 5.57 万例。最近的数据显示,发达国家宫颈癌的患病率和病死率显著下降,这归功于有效筛查和人乳头状瘤病毒(human papilloma virus,HPV)疫苗的应用。不同地区宫颈癌的患病率相差至少 10 倍,存在明显的社会经济梯度,随着人类发展指数(human development index,HDI)的增加而降低。HDI较低的国家宫颈癌的患病率比HDI非常高的国家高3倍,而HDI低的国家宫颈癌的病死率比HDI非常高的国家高6倍。在具有代表性趋势的数据中,世界上大多数国家都观察到宫颈癌患病率普遍下降,一些高收入国家的患病率在2005年前后稳定在相对较低的水平。相比之下,同期东非和东欧的一些国家的患病率有所上升。同时观察到在人群筛查和治疗服务发达的国家(如瑞典、澳大利亚和英国)和服务不足且机会性服务不足的国家(如哥伦比亚、印度和乌干达)之间,存在不同的年龄特异性患病率模式。

上述宫颈癌流行病学的变化,并不完全体现宫颈腺癌的流行病学变化特点。因为随着HPV疫苗(一级预防)和宫颈癌及癌前病变的规范筛查(二级预防)与规范治疗的开展,在预防措施实施较好的国家和地区实现了宫颈癌的总体患病率降低,掩盖了组织学亚型的重要变化,表现为HPV相关型宫颈癌的发生率降低,但非HPV相关型宫颈癌的比例却逐渐上升。在一些回顾性研究中,宫颈鳞状细胞癌在宫颈恶性肿瘤所占的比例呈下降趋势,而宫颈腺体病变包括原位腺癌(adenocarcinoma in situ,AIS)在内的宫颈腺癌(cervical adenocarcinoma,CA)患病率已由5%~10%上升至20%~25%,且发病逐渐趋于年轻化。宫颈癌的总体发病高峰年龄为45~49岁,其中宫颈腺癌发病高峰年龄为35~39岁,表现出一种年轻化趋势。

第二节 宫颈腺癌的病因

2018 年国际宫颈腺癌分类标准（International Endocervical Adenocarcinoma Criteria and Classification，IECC）及 2020 年世界卫生组织（World Health Organization，WHO）宫颈腺癌标准和分类的问世，更新了人们对宫颈腺癌病因学的认知。大约 85% 的宫颈腺癌与高危型 HPV 感染相关，15% 与高危型 HPV 感染不相关或关系不明确。而在 HPV 相关型宫颈腺癌的发生发展中，持续高危型 HPV 感染是发生宫颈腺癌及癌前病变的必要因素。除持续性高危型 HPV 感染的作用外，还需要其他内源性和外源性因子的共同参与和作用，才能导致宫颈癌的发生。

一、高危型 HPV 感染

目前已确定的 HPV 型别有 200 余种，根据有无致癌性，将 HPV 分为高危型和低危型。

高危型 HPV（如 HPV16、18、31、33、35、39、45、51、52、56、58、59、68 型）与宫颈癌的发生密切相关，尤其是 HPV16、18 型和宫颈癌关系最为密切。低危型 HPV（如 HPV6、11、42、43、44 型）感染则可能引起生殖器及肛周湿疣。目前已有多种宫颈癌 HPV 疫苗在国内上市，建议按照适宜的年龄推广疫苗接种，并纳入国家疫苗接种计划，以预防宫颈癌前病变及宫颈癌的发生，降低宫颈癌的患病率和病死率。

在一项对宫颈癌 HPV 类型特异性患病率的 meta 分析中，约有 82% 的宫颈腺癌患者与 HPV 感染有关，单一型别 HPV 感染占 73.4%，而多种型别 HPV 感染仅占 9.3%。HPV 感染类型主要为高危型，其中 HPV16、18、45 型检出率最高，HPV16 型感染占 36.3%，HPV18 型感染占 36.8%，HPV45 型感染占 5.2%。在低危型 HPV 中 HPV6、11 型感染各占 0.1%。

中国的一项多中心研究共纳入了 718 例宫颈腺癌患者，其中 75% 的患者 HPV 阳性，单一型别 HPV 感染占 89%，而多种型别 HPV 感染占 11%。其中 HPV16 型感染占 45%，HPV18 型感染占 41%，HPV45 型感染占 2%，HPV52 型感染占 3%，其他类型感染占 9%。随着国际妇产科联盟（International Federation of Gynecology and Obstetrics，FIGO）肿瘤分期的升级，随着宫颈腺癌患者年龄的增加，HPV 阳性率呈显著下降的趋势，间接提示 HPV 并不一定参与宫颈腺癌启动后的发生发展。

在宫颈癌筛查中，若患者表现为 HPV 阴性及细胞学检查阴性，并不能排除宫颈腺癌及癌前病变的存在，因为多数宫颈腺癌或癌前病变位于子宫颈管不易被发现，容易被漏诊。同时，患者的免疫状态会影响机体感染 HPV 的概率，如存在慢性炎症刺激、风湿免疫性疾病、器官移植后使用免疫抑制剂、吸烟、长期服用口服避孕药等的女性应更加重视规范筛查。

二、性行为危险因素

HPV 主要是通过性接触传播，可以认为没有性行为就没有宫颈癌。一些可能增加 HPV 感染的因素会增加宫颈癌的发生风险，宫颈腺癌也是如此，如初次性生活年龄小于 14 岁、有多个性伴侣或性伴侣有多个性伙伴、性卫生不良或者性伴侣患有性传播疾病等。

（一）性行为相关因素

由于宫颈鳞状细胞癌几乎都发生在有性行为的女性身上，故一般认为行性行为是宫颈鳞状细胞癌及宫颈上皮内瘤变（cervical intraepithelial neoplasia，CIN）发生的先决条件。既往的研究表明，在从来没有经历过性行为的女性群体中，宫颈癌的患病率极低。反复多次的统计学研究表明，在有多个性伴侣或其丈夫有多个性伴侣的女性中，宫颈癌的患病率极高。

1. 初次性交时的年龄　作为致癌因素，初次性行为年龄（age at first sexual intercourse，AFSI）在宫颈癌发生上的重要性仅次于性行为本身。大量研究表明，与对照组相比较，宫颈癌患者初次性行为年龄大都在青春期早期（13~15 岁）。也有病例对照研究显示，初次性行为年龄为 16 岁者，其相对危险性为初次性行为年龄为 20 岁以上的 2 倍。1985 年杨大望亦指出初婚年龄在 18 岁以下者，比初婚年龄为 25 岁以上者的宫颈癌的患病率高 13.3 倍。1997 年 Biswas 报道初次性行为年龄在 12 岁以下和 ≥18 岁者相比,比值比(odds ratio,OR)为 3.5,且与宫颈癌的关系不依赖其他因素而独立存在。

一项包括来自 8 个发展中国家的 1 864 名宫颈癌患者和 1 719 名对照者的病例对照研究表明,初次性行为年龄早与浸润性宫颈癌(invasive cervical carcinoma,ICC)风险增加密切相关。

最近的一项观察性研究发现,在 10 494 名 40 岁以下的日本女性中,与 CIN2 级、CIN3 级和原位癌患者相比,浸润性宫颈癌患者的初次性行为年龄明显较小。有人认为,这与青春期宫颈处于鳞状上皮化生时期,对致癌物较为敏感有关。

2. 一生性伴侣数量 一生性伴侣数量(lifetime number of sexual partners,LNSP)是与宫颈癌的发生密切相关的重要因素。虽然很难得到精确的统计数字,但多数研究表明,宫颈癌患者大都比健康人群有更多的婚外性伴侣。同样,在有婚姻破裂和有多次婚姻经历的人群中,宫颈癌的患病率也高于健康人群。研究显示,患宫颈癌的妇女较对照组妇女有更多的性伴侣,且患病的危险性直接与性伴侣数呈正比。有 ≥10 个性伴侣者较有 ≤1 个性伴侣者的相对危险性高 3 倍以上。有作者在一项研究中推算,性伴侣数 ≥10 个者在宫颈癌新病例中占 36%。当性伴侣数 ≥6 个且初次性行为年龄在 15 岁以前时,患宫颈癌的相对危险性上升 5~10 倍以上。有多个性伴侣的女性更容易感染 HPV,并且她们对宫颈癌筛查的接受度低于有单一性伴侣的妇女。总之,有关一生性伴侣数量与宫颈癌之间的关联仍需进一步研究。

（二）性传播疾病

宫颈癌患者中性传播疾病的患病率高于对照组,这种现象在梅毒、淋病、滴虫病、生殖器疱疹、HPV 感染和衣原体感染上的表现都是如此。同时,阴道微生态与宫颈病变的关系也逐渐引起关注。最近的一篇 meta 分析较好地总结了这三者的关系。普遍认为,高危型 HPV 持续感染是导致宫颈癌的必要条件,而阴道微环境紊乱与 HPV 持续感染密切相关。作者对 2000 年 1 月— 2021 年 11 月发表的宫颈病变与阴道微环境相关性的文章进行 meta 分析。经过筛选最终纳入 29 篇文献进行 meta 分析,得出结论:①细菌性阴道病(bacterial vaginosis,BV)、需氧菌性阴道炎(aerobic vaginitis,AV)、滴虫阴道炎(trichomonal vaginitis,TV)、解脲支原体(ureaplasma urealyticum,UU)感染、衣原体(chlamydia)感染、外阴阴道假丝酵母菌病(vulvovaginal candidiasis,VVC)增加 CIN、宫颈癌的风险,淋病奈瑟球菌感染与宫颈病变无关。②阴道 pH 值异常升高,过氧化氢阳性增加了 CIN、宫颈癌的风险。另有作者则提出了 HPV 感染与性传播疾病“共感染”的概念。作者认为,高危型 HPV 的持续感染是宫颈鳞状细胞癌(squamous cell carcinoma,SCC)发病的必要条件,并且是进展为高级别鳞状上皮内病变(high-grade squamous intraepithelial lesion,HSIL)的先决条件。一些性传播疾病的病原体可能起到

HPV 共因子的作用。为了证实这一设想，作者选取了 2017 年 8 月—2018 年 3 月参加宫颈癌筛查项目及接受阴道镜检查的 420 例患者作为研究对象，应用多重聚合酶链反应技术同时检测淋病奈瑟球菌、阴道毛滴虫、单纯疱疹病毒 1 型（herpes simplex virus-1，HSV-1）、HSV-2、梅毒螺旋体等在不同宫颈细胞学检查结果中与 HPV 的共感染率。结果提示，淋病奈瑟球菌是与高危型 HPV 相关的主要病原体，两者共感染提高了所有级别宫颈异常病变发生的风险，尤其是 HSIL，提示其在宫颈病变进展中可能起到与 HPV 协同的作用。HSV-2 与 HPV 的共感染仅增加了发生明确诊断意义的不典型鳞状细胞（atypical squamous cell of undetermined significance，ASC-US）的风险，提示其对于细胞的初始转化是必要条件，但并非 SCC 进展的必要条件。由于 HPV 感染、阴道微生态及性传播疾病、宫颈病变三者间的关系复杂，混杂因素多，还需要更好的研究设计、更多的队列研究来证实。

三、月经与孕产因素

早婚、早育、多孕多产、月经期、产褥期卫生不良等都被认为与宫颈癌的发生相关。有关早婚、早育、多孕多产与宫颈癌的关系的研究显示，宫颈癌患者的子女数量比对照组明显更多。我国许多省市报道分娩 1~3 次者发病率最低（110.38/10 万），4~6 次者发病率逐渐增高（192.36/10 万），7 次以上者发病率明显增高（377.52/10 万）。Brinton 在拉丁美洲的调查,在调整了社会经济因素及性因素后发现,宫颈浸润癌中分娩 ≥ 12 胎的患者比分娩 0~1 胎者的危险性高 4 倍。Wang 报道,我国台湾地区 1991—1994 年的资料显示,阴道分娩 ≥ 4 次者较 ≤ 1 次者的患病危险性增加 2 倍。

多次分娩显然有助于宫颈转化区在宫颈外口的保持,分娩次数的增多可能使宫颈转化区被长期、直接地暴露于与致癌作用相关的外部理化环境中。但没有直接的证据证明反复多次的产伤(子宫颈损伤)容易使人患恶性肿瘤。

此外,也有一些研究报道有关经期、产褥期卫生不良等的作用。Zhang 等报道在靖安县卫生不良(不洗外阴等)及月经期延长的妇女患宫颈癌的危险度明显升高;另一组调查亦发现月经期、产褥期卫生不良的妇女与对照组间的相对危险度(relative risk,*RR*)为 2.27,有显著的统计学意义。

四、吸烟

大量的流行病学研究表明,吸烟与宫颈癌、CIN 的发生之间有重要的、但尚存争议的相关性。最明显的是每天的吸烟量、吸烟史长短与上皮内病变之间的关系。有研究认为,戒烟可以使病变范围减小。至于这种相关的因果性质,所有的研究都没有定论,因为每一项指标都涉及一个复合命题,其中包括在编码资料中有时无法将因素和假设分清,这可能导致统计学结果会不恰当地高估或低估了某种因素的病因学意义。在某些研究中,去除了某些混杂性因素后,相关的危险性依然很高。而在另外一些研究中,对多变量分析的行为因素进行调整后，原本明显的相关关系突然消失，这表明吸烟只是危险标记，而不是因果性因素。

有一项研究很好地阐明了这个问题的复杂性。致癌性 HPV 的子宫颈检出率在不吸烟者中为 41%，在每天 10 支以下者为 58%，10~20 支者为 61%，20 支以上者为 76%。即便是在已戒烟者中，HPV 的宫颈检出率仍然与原吸烟量的多少有关（原吸烟量多者病毒检出率高）。在调整了初次性行为年龄和一生性伴侣数量标准后，这些相关仍然保持。这些研究表明吸烟是宫颈癌的危险因素，某些更为基本的致癌因素一旦启动了整个癌变过程，吸烟便是一种促进因素。

2023 年的一项系统回顾和 meta 分析纳入了截至 2021 年 1 月发表的相关研究共 109 项，探讨吸烟状态下宫颈癌的 *RR*，并使用随机效应模型评估剂量 - 反应关系。研究显示，当前吸烟者与从不吸烟者相比，*RR* 分别为 1.70 和 2.11（95% *CI*：1.85~2.39），既往吸烟者与从不吸烟者 *RR* 分别为 1.13（95% *CI*：1.02~1.24）和 1.29（95% *CI*：1.15~1.46）。吸烟量少的人群患宫颈癌的风险显著增加（10 支 /d，*RR*=1.72；侵袭性宫颈癌的 *RR*=2.13，95% *CI* 为 1.34~2.20；癌前病变的 95% *CI* 为 1.86~2.44）。宫颈癌的发病风险随每年吸烟量和吸烟年限的增加而增加，随戒烟后时间的延长而线性下降，戒烟后约 15 年达到从不吸烟者的水平。这项全面的 meta 分析证实了吸烟与宫颈癌的关联，独立于 HPV 感染。这种关联随着吸烟强度的增加而急剧上升，并在戒烟后下降。

五、避孕方式

大量流行病学研究对服用口服避孕药和宫颈肿瘤形成危险性增加两者之间的相关性进行过评估，但都没有肯定的结果。对这些研究结果做出解释的主要困难在于很多因素都无法澄清，比如避孕药的种类、避孕药的应用与服药后的医学监测及性行为改变之间的关系，以及男性伴侣的性行为方式等。有分析认为服用避孕药后 CIN、原位癌和浸润癌的相对危险度轻度升高，为 1.2~1.5，说明服用避孕药可能在肿瘤形成早期有启动作用。但在绝对数量上，与宫颈癌相关的危险性还比较小。在美国，每 100 000 名 20~54 岁的女性中，服用长效避孕药可使宫颈癌患者的数量从未服用避孕药的 425 例增加到 550 例左右。亦有其他研究认为，口服避孕药可轻度增加宫颈癌的风险，尤其是在 HPV 阳性女性中，提示口服避孕药可能是 HPV 致癌的启动子。

一项大样本队列研究对 17 000 名女性追踪了 22 年的报告提示，口服避孕药者合并各类宫颈病变的 *OR* 值略高，浸润癌、原位癌和 CIN 的 *OR* 值分别为 4.44（95% *CI*：1.04~31.6）、1.73（95% *CI*：1.00~3.00）和 1.07（95% *CI*：0.69~1.66）。与服用口服避孕药有关的高危因素主要限于当前或最近（2 年之内）的口服避孕药的长期服用者，在当前或近期使用的患者中，使用时间为 49~72 个月、73~96 个月和 ≥97 个月时，所有类型宫颈病变的 *OR* 值分别为 3.34（95% *CI*：1.96~5.67）、1.69（95% *CI*：0.97~2.95）和 2.04（95%

CI：1.34~3.11）。这说明口服避孕药可能只在宫颈癌发生的后期发挥作用，对肿瘤形成前期的作用较小。

宫颈癌与高危型 HPV 感染密切相关，HPV 感染又和性接触密切相关。屏障避孕法能够部分保护宫颈上皮免受精液中致病因子的作用。一项长期随访研究发现，应用子宫帽的女性发生 CIN、原位癌和浸润癌的危险性明显减少。

此外，使用避孕套已被证实具有明确的作用，包括：①加快 HPV 清除；②减少生殖器疣的危险；③减少患宫颈癌的危险；④防止衣原体和 HSV 感染（可能是引起宫颈癌的协同因子）；⑤防止其他性传播疾病；⑥防止人类免疫缺陷病毒（human immunodeficiency virus，HIV）感染；⑦避孕。使用避孕套的所有利好作用，都对预防宫颈癌有明确的作用。

六、免疫因素

与其他类型的肿瘤一样，宫颈肿瘤的形成，无论是 CIN 还是浸润癌，更多见于免疫功能低下的女性。有报告称，肾移植患者中，CIN 3 级的患病率是健康人群的 14 倍。造成这种现象的原因可能是免疫监督功能受损，致使恶变细胞不能被免疫系统即时识别，肿瘤即可不受控制地发展起来。

还有一种解释是机体抗诱变病毒的能力下降，这是一种可能与宫颈肿瘤有密切关系的理论，因为病毒在宫颈癌的发生中可能发挥了作用。在感染了 HIV 的情况下，病毒感染与此后发生的 CIN、浸润癌之间存在一种明确的相关关系，所谓“AIDS 相关性恶性肿瘤”指的就是这种情况。在女性 HIV 感染者中，33% 的宫颈细胞学涂片都表现异常，数倍于非感染者。但病毒和免疫功能缺陷本身在宫颈肿瘤形成过程中所起作用的详细情况还不十分清楚。例如，有的研究认为 HIV 和 HPV 都表现有很强的关联性基因特征，只是后者更强。而另一些研究表明，CIN 和浸润癌中出现的 HIV 类型不同（HIV-1 和 HIV-2）。

第三种可能是作为免疫抑制剂的药物本身就是致癌因素。可能的情况是，一个完整的免疫系统可在肿瘤形成的不同阶段控制肿瘤生长；患者在接触到外源性诱变因素后，某种不适当的宿主反应可能会在 CIN 发展过程中起到放行的作用。

七、营养素、维生素及微量元素的缺乏

饮食在癌症的发展中起着重要作用，这已被广泛接受。然而，饮食摄入与宫颈癌之间的确切关系尚不清楚。2022 年，西安交通大学第二附属医院肿瘤科宋玲琴教授团队发表了一项横断面研究报告。该研究纳入了 2007—2016 年进行的国家健康和营养检查调查（National Health and Nutrition Examination Survey，NHANES）中的 12 437 名 20 岁以上女性，评估了 30 种饮食因素（4 种常量营养素、15 种维生素、9 种矿物质、咖啡因和酒精）与妇科癌症之间的关系。数据显示，摄入咖啡因与宫颈癌呈正相关，磷摄入量与宫颈癌呈负相关；维生素 B_1 的摄入与宫颈癌之间存在潜

在的负相关性，钙摄入量与宫颈癌之间存在潜在的正相关。蛋白质、总糖、总脂肪、胆固醇、维生素 A、α- 胡萝卜素、β- 胡萝卜素和 β- 隐黄质、番茄红素、维生素 B_2、烟酸、维生素 B_6、叶酸、维生素 C、维生素 D、维生素 E、维生素 K、镁、铁和硒的摄入量与妇科癌症无关。该研究结论是特定的饮食因素与妇科癌症有关。这些研究结果需要更多的流行病学研究来验证。早些时候，一项题为“维生素或抗氧化剂摄入量（或血清水平）与宫颈肿瘤风险”，以病例对照研究为基础的 meta 分析中，纳入了 22 项符合条件的病例对照研究，共涉及 10 073 名参与者。结果显示，维生素 B_{12}（OR=0.35，95% CI：0.19~0.63，n=2）、维生素 C（OR=0.67，95% CI：0.55~0.82，n=8）、维生素 E（OR=0.56，95% CI：0.35~0.88，n=10）和 β- 胡萝卜素（OR=0.68，95% CI：0.55~0.84，n=9）的摄入对宫颈肿瘤有显著的预防作用。

关于微量元素与癌症的关系、相关机制的研究，2023 年的一篇综述给我们提供了较好的回答。作者认为，微量元素含量的改变在宫颈癌的发病机制中是必要的。微量元素的生物学作用，特别是铜（Cu）、锌（Zn）、硒（Se）、铁（Fe）、砷（As）、镉（Cd）和锰（Mn），影响了肿瘤的发生发展、增殖和缓解。锌是一种重要的微量元素，它是许多调节关键细胞功能的酶和转录因子的组成部分，例如对氧化应激的反应，DNA 复制、DNA 损伤修复、细胞周期进展及细胞凋亡等。锌缺乏会影响 DNA 和 RNA 聚合酶及转录因子的正常功能，锌缺乏也会破坏直接参与 DNA 复制和修复的信号分子和蛋白质。锌通过 AP-1、蛋白激酶、p53 和核因子 κB（nuclear factor κB，NF-κB）等途径调节有丝分裂活性。由于锌缺乏，细胞锌的有限可用性可能导致这些参与维持 DNA 完整性的锌依赖性蛋白的活性丧失，并可能上调肿瘤抑制蛋白 p53 的表达，并损害 p53、NF-κB 和 AP-1 转录因子的 DNA 结合能力。这表明细胞锌的减少会导致 DNA 损伤并损害 DNA 损伤反应机制，导致 DNA 完整性的丧失和癌症风险的增加。

作为许多氧化还原酶的辅助因子，铜会结合核酸和蛋白质，这可能导致蛋白质和脂质氧化。铜离子也会促进有害自由基的形成。它对金属酶如细胞色素 -C 氧化酶、α- 淀粉酶、碳酸酐酶、超氧化物歧化酶、酪氨酸酶、多巴胺羟化酶、铜蓝蛋白、5- 氨基酮戊酸（5-aminolevulinic acid，ALA）合成酶、过氧化氢酶、尿酸氧化酶和抗坏血酸氧化酶的正常功能至关重要。铜在致癌过程中发挥着重要作用，这也可能和其与某些蛋白质结合的能力有关，并通过激活血管生长因子介导细胞增殖。Cu 水平的升高导致血管生成的开始，从而增加肿瘤生长的血液供应。氧化应激的失调由于活性氧（reactive oxygen species，ROS）的过度产生而损害了细胞 DNA 修复机制，并且是癌症发展的重要机制。据报道，各种类型的癌症血清铜水平升高，在 Cu 水平和各种级别的 CIN 之间建立了正相关性。随着癌症分期的进展，Cu 水平也增加，呈线性进展。

硒对重要的生物过程有贡献，如防止 DNA 损伤、能量代谢膜完整性、抗氧化作用和氧化还原调节。硒半胱氨酸家族中的硒蛋白有助于发挥基本的酶和结构功能。硒具有抗氧化机制，并通过多种途径发挥其化学预防作用。其中包括防御氧化损伤和ROS清除，以及改善抗氧化剂谷胱甘肽过氧化物酶（glutathione peroxidase，GSH-Px）的合成。GSH-Px的主要生理作用是在细胞内保持适当的低水平的氢/氧化物，并减少自由基造成的潜在损伤。它还提供了过氧化氢可能对膜和DNA造成损伤的第二道防线。由于硒是抗氧化机制的关键成分之一，因此它具有抗癌特性。研究发现，低硒状态会导致癌症的风险，而高硒状态会对肿瘤产生保护。

其他微量元素亦与宫颈癌发生发展具有相关性。体内显著水平的铁促进肿瘤发展，也与高病死率或肿瘤有关。铁是正常细胞功能的重要微量元素，其氧化应激增加导致组织和DNA损伤加速。血清铁水平升高可能会增加肺、肝、结直肠、胰腺、皮肤、前列腺和宫颈癌症。此外，低铁水平可能在预防感染和癌症方面发挥作用。

Fe具有与Mn相似的生物化学和化学特性。这两种物质在肠道的吸收是这些微量元素之间相互作用的例子。Mn是一种必需的微量元素，与丙酮酸脱羧酶和超氧化物歧化酶等金属酶与能量生产和抗氧化防御系统有关。因此，在患有肺癌、淋巴瘤、宫颈癌、结直肠癌的患者中发现较高的血清Mn水平，而在食管癌患者中发现较低的Mn水平。

钙是许多关键生物系统的必需元素。它的缺乏是结直肠癌的一个危险因素。在食管癌风险显著的区域，钙抑制食管上皮的基底细胞增生和发育不良。

镍作为一种潜在的微量元素，具有通过某些机制促进肿瘤生长的作用，如诱导 DNA 畸变和缺失，抑制细胞间传递机制，抑制核苷酸切除的维持，氧化变形及 DNA 的甲基化。较高浓度的镍是 HPV 感染的防御因素，受到多种因素的影响。由于 HPV 感染或癌症，血清砷水平升高可能会引发宫颈组织内发生高级别病变。镉暴露是某些癌症发展的潜在风险因素。镉致癌的机制涉及通过减少参与抗氧化防御的抗氧化蛋白、消耗谷胱甘肽和蛋白结合的巯基而增加产生的氧化应激。镉离子可以通过与一系列含有金属的酶和蛋白质的位点直接结合或在酶拓扑结构中产生干扰，使其失活，破坏细胞膜。

宫颈癌全球发病率在防筛诊治水平较高的国家开始出现下降趋势，但在发展中国家尚未再上升，还需通过加强宫颈癌疫苗和宫颈癌筛查的推广、宫颈癌及癌前病变的规范化治疗等来实现。宫颈腺癌组织学类型及病因复杂，其预防与鳞状细胞癌相比具有更大的难度，但多数腺癌类型与宫颈鳞状细胞癌危险因素类似，尤其是 HPV 相关型腺癌。大多数流行病学和病因学研究均以宫颈癌人群作为一个整体，研究宫颈癌的高发因素，没有区分宫颈鳞状细胞癌和宫颈腺癌。以上介绍的内容并非特指宫颈腺癌的高发因素。明确病因、综合预防非常重要，主要的预防措施包括针对高危型 HPV 持续感染、性行为相关、月经及孕产史、吸烟、避孕方式、免疫因素、营养及微量元素等。需要注意的是，很多特殊类型的宫颈腺癌没有明确病因（例如宫颈胃型腺癌等）且预后较差，如何预防其发生是今后研究的重要方向之一。

（吴绪峰　李芳梅）

▶ 参考文献

［1］BRAY F, LAVERSANNE M, SUNG H, et al. Global cancer statistics 2022: GLOBOCAN estimates of incidence and mortality worldwide for 36 cancers in 185 countries. CA Cancer J Clin, 2024, 74 (3): 229-263.

［2］XIA C, DONG X, LI H, et al. Cancer statistics in China and United States, 2022: profiles, trends, and determinants. Chin Med J (Engl), 2022, 135 (5): 584-590.

［3］SINGH D, VIGNAT J, LORENZONI V, et al. Global estimates of incidence and mortality of cervical cancer in 2020: a baseline analysis of the WHO global cervical cancer elimination initiative. Lancet Glob Health, 2023, 11 (2): e197-e206.

［4］ABU-RUSTUM N R, YASHAR C M, AREND R, et al. NCCN guidelines insights: cervical cancer, version 1. 2024. J Natl Compr Canc Netw, 2023, 21 (12): 1224-1233.

［5］KIM S I, CHO J H, SEOL A, et al. Comparison of survival

outcomes between minimally invasive surgery and conventional open surgery for radical hysterectomy as primary treatment in patients with stage ⅠB1-ⅡA2 cervical cancer. Gynecol Oncol, 2019, 153 (1): 3-12.
[6] CHIVA L, ZANAGNOLO V, QUERLEU D, et al. SUCCOR study: an international European cohort observational study comparing minimally invasive surgery versus open abdominal radical hysterectomy in patients with stage ⅠB1 cervical cancer. Int J Gynecol Cancer, 2020, 30 (9): 1269-1277.
[7] CHEN C, LIU P, NI Y, et al. Laparoscopic versus abdominal radical hysterectomy for stage ⅠB1 cervical cancer patients with tumor size ≤2 cm: a case-matched control study. Int J Clin Oncol, 2020, 25 (5): 937-947.
[8] 范江涛, 刘淑娟, 庞晓燕, 等. 子宫颈癌腹腔镜技术诊治指南(2023 年版). 中国实用妇科与产科杂志, 2023, 39 (3): 296-302.
[9] STOLNICU S, BARSAN I, HOANG L, et al. International endocervical adenocarcinoma criteria and classification (IECC): a new pathogenetic classification for invasive adenocarcinomas of the endocervix. Am J Surg Pathol, 2018, 42 (2): 214-226.
[10] WHO CLASSIFICATION OF TUMOURS EDITORIAL BOARD. WHO classification of tumours: Female Genital Tumours. 5th ed. Geneva: World Health Organization, 2020.
[11] MOODY C A. Regulation of the innate immune response during the human papillomavirus life cycle. Viruses, 2022, 14 (8): 1797.
[12] 周晖, 刘昀昀, 罗铭, 等. 2023 NCCN 子宫颈癌临床实践指南解读. 中国实用妇科与产科杂志, 2023, 39 (2): 189-196.
[13] 张国楠, 向阳, 王登凤, 等. 子宫颈胃型腺癌临床诊治中国专

家共识 (2023 年版). 中国实用妇科与产科杂志, 2023, 39 (6): 617-625.

[14] ROBBOY S J, ANDERSON M C, RUSSELL P. 女性生殖道病理学. 回允中, 译. 北京: 北京大学医学出版社, 2005.

[15] 曹泽毅. 中华妇产科学 (下册). 第 4 版. 北京: 人民卫生出版社, 2023.

[16] LOUIE K S, DE SANJOSE S, DIAZ M, et al. Early age at first sexual intercourse and early pregnancy are risk factors for cervical cancer in developing countries. Br J Cancer, 2009, 100 (7): 1191-1197.

[17] NAKAZAWA H, YAMAGUCHI S, ONUKI M, et al. Age at first sexual intercourse among young women with invasive cervical cancer: implications for routine vaccination against human papillomavirus in Japan. Jpn J Clin Oncol, 2023, 53 (6): 530-533.

[18] INTERNATIONAL COLLABORATION OF EPIDEMIOLOGICAL STUDIES OF CERVICAL CANCER. Cervical carcinoma and sexual behavior: collaborative reanalysis of individual data on 15, 461 women with cervical carcinoma and 29, 164 women without cervical carcinoma from 21 epidemiological studies. Cancer Epidemiol Biomarkers Prev, 2009, 18 (4): 1060-1069.

[19] YAMAGUCHI M, SEKINE M, HANLEY S J B, et al. Risk factors for HPV infection and high-grade cervical disease in sexually active Japanese women. Sci Rep, 2021, 11 (1): 2898.

[20] NILIMA N, MANI K, KAUSHIK S, et al. Cervical cancer screening and associated barriers among women in India: a generalized structural equation modeling approach. Cancers (Basel), 2022, 14 (13): 3076.

[21] MALEVOLTI M C, LUGO A, SCALA M, et al. Dose-risk relationships between cigarette smoking and cervical cancer: a systematic review and meta-analysis. Eur J Cancer Prev, 2023, 32 (2): 171-183.

[22] ZHU G, LI Z, TANG L, et al. Associations of dietary intakes with gynecological cancers: findings from a cross-sectional study. Nutrients, 2022, 14 (23): 5026.

[23] SRAVANI A B, GHATE V, LEWIS S. Human papillomavirus infection, cervical cancer and the less explored role of trace elements. Biol Trace Elem Res, 2023, 201 (3): 1026-1050.

第二章

宫颈腺癌分类及病理

近年来，由于宫颈癌筛查的普及，宫颈鳞状细胞癌更易在癌前病变阶段被发现，导致宫颈腺癌的实际和相对患病率从 5% 增加到 20%~25%。从形态学上，宫颈腺癌是一组异质性明显的肿瘤，具有不同的生物学特征及预后，WHO 的分类体系中将宫颈腺癌分为十余种病理类型。另外，大多数宫颈腺癌与 HPV 相关，约 15% 的宫颈腺癌与 HPV 无关，此种与 HPV 相关型腺癌存在明显不同的分子基础。2020 年 WHO 参考 2018 年 IECC 重新对宫颈腺癌进行了分类和描述，较 2014 年 WHO 宫颈腺癌分类发生了较多的变化，这些改变更准确地揭示了宫颈腺癌发生发展的本质。

第一节 宫颈腺癌分类

2020 年第 5 版 WHO 女性生殖系统肿瘤分类系统整合了 HPV 状态、组织形态及浸润模式等信息，将宫颈腺癌分为 HPV 相关型（HPV-associated）和 HPV 非依赖型（HPV-independent）腺癌两类。约 85% 的宫颈腺癌与 HPV

相关，最常见的是 HPV18、16 和 45 三种亚型；约 15% 的宫颈腺癌与 HPV 感染无关，WHO 参考 2018 年 IECC 修订了 2020 年 WHO 宫颈腺癌分类（表 2-1）。

表 2-1　2020 年 WHO 宫颈腺癌分类

HPV 相关型宫颈腺癌
普通型
黏液型（非特殊型，肠型，印戒细胞型，浸润性复层产黏液的癌 ISMC）
腺癌，非特指型（adenocarcinoma，NOS）
HPV 非依赖型宫颈腺癌
腺癌，HPV 非依赖型，胃型（adenocarcinoma，HPV-independent，gastric type）
腺癌，HPV 非依赖型，透明细胞型（adenocarcinoma，HPV-independent，clear cell type）
腺癌，HPV 非依赖型，中肾型（adenocarcinoma，HPV-independent，mesonephric type）
腺癌，HPV 非依赖型，非特指型（adenocarcinoma，HPV-independent，NOS）
腺癌，非特指类型（adenocarcinoma，NOS）
子宫内膜样腺癌，非特指型（endometrioid adenocarcinoma，NOS）

2020 年 WHO 宫颈腺癌分类和 2014 年的主要变化如下。

1. 在 2014 年 WHO 分类系统中，宫颈腺癌根据肿瘤结构和细胞质内黏液的存在进行分类，将宫颈腺癌分为普通型、黏液型、绒毛腺型、透明细胞型、浆液型、子宫内膜样型和中肾型等类型，但该分类方法存在诊断可重复性较差、不同病因和预后的肿瘤被归入一类、临床相关性不高等问题，该分类在反映肿瘤发病机制方面存在局限性。因此，2018 年提出的 IECC 通过引入免疫组化和 HPV 原位杂交（in situ hybridization，ISH）技术，在显微镜下（通常使用 200 倍放大）观察相关形态特征，包括腺腔顶端核分裂与凋亡小体的存在与否，将宫颈腺癌（endocervical adenocarcinoma，ECA）明确区分为 HPV 相关（HPV-associated，HPVA）和非 HPV 相关（non-HPV-associated，NHPVA）两大类。鉴于与 WHO 分类的连续性，IECC 进一步根据胞质特点对 HPVA 进行细分，而 NHPVA 则遵循 WHO（2014）女性生殖系统肿瘤分类中已确立的标准。IECC 分类方法因其简单实用、临床一致性好，以及诊断可重复性强被 2020 版 WHO 采纳。因此，2020 年 WHO 分类系统以 2018 年 IECC 分类为基础进行了修正，将宫颈腺癌分为 HPV 相关型和 HPV 非依赖型两大类，并对具体的分类进行了部分修改。

2. 2020 年 WHO 宫颈癌分类中更改了命名，将 2014 版的 HPV 相关性（HPV-related）和非 HPV 相关性（non-HPV-related/associated）的描述统一为 HPV 相关型（HPV-associated）和 HPV 非依赖型（HPV-independent）。

3. 根据 2020 年 WHO 宫颈腺癌分类，HPV 相关型腺癌分为普通型、黏液型和腺癌 NOS。普通型腺癌是最常见的宫颈腺癌类型，占所有宫颈腺癌的 75%~80%，其中 2014 年 WHO 宫颈腺癌分类中的绒毛腺管状腺癌在 2020 版中不再被认为是一种单独病理类型，被归为普通型腺癌。以往的绒毛腺管状腺癌诊断是基于肿瘤外生形态学诊断，一般多为 Sliva A 型，预后好；但目前研究发现，部分绒毛腺管状腺癌也会有 Sliva B 型甚至 Sliva C 型，这些类型预后不良，为防止误导临床决策，故 2020 版取消了该分类的诊断。黏液型腺癌在日常实践中并不常见，其中 ISMC 预后较黏液性腺癌中其他类型差；HPV 相关型腺癌 NOS 是非常罕见的肿瘤，和 HPV 相关，但形态学上不能归类为任何已知的类别，诊断类别需谨慎使用。以上这些肿瘤类型可能由原位腺癌发展而来，但并非在所有病例中都可见。

4. HPV 非依赖型腺癌在西方大多数国家占宫颈腺癌的 15%（由于东南亚地区胃型肿瘤相对较高，患病率可能更高）。胃型宫颈腺癌是第二常见的宫颈腺癌类型，紧随其后的是透明细胞型宫颈腺癌。这种透明细胞型宫颈腺癌属于较为罕见的类型，约占所有宫颈腺癌的 4%。相比之下，中肾型宫颈腺癌则是一种极其罕见的类型，其患病率占宫颈腺癌总数的比例不到 1%。另外，子宫内膜样型宫颈腺癌也属于少数情况，占所有宫颈腺癌的比例同样不到 1%。

5. 宫颈腺癌的癌前病变分为 HPV 相关型原位腺癌和 HPV 非依赖型原位腺癌。其中，HPV 非依赖型原位腺癌是指胃型原位癌（gastric type adenocarcinoma in situ，gAIS）和小叶状宫颈内膜腺体增生（lobular endocervical glandular hyperplasia，LEGH）。

第二节 宫颈腺癌癌前病变病理特点

宫颈腺癌的癌前病变分不典型腺细胞（atypical glandular cell，AGC）和宫颈原位腺癌（adenocarcinoma in situ，AIS）。其中 AIS 根据 HPV 感染情况，分为 HPV 相关型 AIS（HPV-associated AIS，HPV-AIS）和 HPV 非依赖型 AIS（HPV-independent AIS，HPVi-AIS）。随着宫颈癌筛查的普及，宫颈原位鳞状细胞癌越来越多地被诊断，得益于早诊断、早治疗，浸润性鳞状细胞癌的患病率下降。然而，AIS 的患病率在上升，浸润性腺癌的患病率也在上升，这表明 AIS 普遍诊断过晚。

一、不典型腺细胞

不典型腺细胞（atypical glandular cell，AGC）是指腺上皮细胞的变化虽超过良性上皮细胞改变，但不足以诊断为腺癌，其与多种癌症及癌前病变密切相关。AGC 包括不典型腺细胞无具体指定（atypical glandular cell-not otherwise specified，AGC-NOS）和不典型腺细胞倾向瘤变（atypical glandular cell-favor neoplastic，AGC-FN）两种。AGC 表现形式多样且缺乏特异性，因此，医师很难对疾病的来源作出正确的解读。在宫颈涂片中，AGC 的检出率为 0.05%~2.1%，远低于鳞状细胞病变。AGC 的组织病理包括慢性宫颈炎、CIN、子宫内膜良性病变、子宫内膜不典型增生、子宫内膜癌、宫颈癌和子宫外恶性肿瘤等。

二、宫颈原位腺癌

宫颈原位腺癌(adenocarcinoma in situ,AIS)是指宫颈腺体细胞发生异常增生,部分或全部正常腺体被异型腺上皮所取代,这种病变具有高度恶性潜能,极易进展为浸润性腺癌。AIS 的组织学表现为子宫颈管原有的内膜黏液性腺体结构被保存,但腺上皮细胞表现为恶性细胞的特征,即细胞复层,失去极性,细胞核增大、深染,出现单个或多个核仁,核分裂象活跃,受累的腺上皮细胞胞质中黏液减少。AIS 与宫颈浸润性腺癌的鉴别要点在于 AIS 未超出正常宫颈管腺体延伸范围的深度,腺体周围无促结缔组织增生性间质反应。

(一) HPV-AIS

HPV-AIS 多发生于宫颈转化区,少见于宫颈管近端,常与 HSIL 共存,患者的发病年龄较浸润性腺癌患者年轻 10~15 岁,常见的高危型 HPV 为 HPV18、16、45 型,其中>90% 为 HPV16 型和 / 或 18 型(HPV16/18 型)。HPV-AIS 的病理亚型包括普通型、肠型、黏液减少型、复层产黏液上皮内病变(stratified mucin-producing intraepithelial lesion,SMILE)和非特指型(NOS)。

(二) HPVi-AIS

HPVi-AIS 的病理亚型包括胃型、小叶状宫颈内膜腺体增生和 NOS 型,常位于或邻近宫颈转化区,可延伸至子宫下段和宫腔。HPVi-AIS 患者的平均年龄为 51 岁(范围

25~74 岁)。

1. gAIS 发生于子宫颈原有的正常腺体,呈胃型伴或不伴有肠型(杯状细胞)分化,细胞具有轻至重度的异型性。

2. 非典型小叶状宫颈内膜腺体增生定义为细胞异型仅局限于呈小叶状增生的腺体区域,其被认为是微偏腺癌的癌前病变。

第三节 不同类型宫颈腺癌病理特征

2020 年 WHO 分类系统以 2018 年 IECC 分类为基础进行了修正,将宫颈腺癌分为 HPV 相关型和 HPV 非依赖型两大类。在高倍镜下观察到容易识别的核分裂象和凋亡小体的腺癌即为 HPV 相关型腺癌,根据胞质的特征可以进一步分出亚型,亚型分类与目前存在的分类系统一致。高倍镜下不易观察到核分裂象和凋亡小体则为 HPV 非依赖型腺癌,如果在 200 倍镜下观察到局灶的或模糊的 HPV 非依赖型腺癌的特征,则为 HPV 非依赖型宫颈腺癌。

一、HPV 相关型宫颈腺癌病理学特征

HPV 相关型宫颈腺癌的病理学表现为肿瘤性腺体破坏性或非破坏性(原位腺癌样)增殖,侵犯宫颈基质,并发生宫颈基质浸润。非破坏性形式包括高分化的腺体,通常

呈小叶状，有时很难与 AIS 区分；破坏性浸润的特征表现为形成不规则或成角的腺体和细胞簇，随意浸润宫颈间质，并伴有促结缔组织增生的基质反应。这些情况通常很容易与 AIS 区别。HPV 相关型腺癌约占宫颈腺癌的 80%，其定义为 0%~50% 的肿瘤细胞具有 HE 染色下明显的胞质内黏液，组织结构以各种形状和大小的腺体为特征。HPV 相关型宫颈腺癌各类型病理特征见表 2-2。

表 2-2 HPV 相关型宫颈腺癌各类型的病理特征

病理类型	病理描述	免疫组化
普通型腺癌	分化良好至中等的普通型腺癌表现为筛状、乳头状、实性、微腺或囊状生长模式，由圆形至椭圆形的黏蛋白耗竭腺体组成。分化差的形态表现为簇状、索状或单细胞浸润伴促结缔组织增生性或炎性基质反应。可能存在黏蛋白池。肿瘤细胞假复层，细胞核增大、拉长和深染，核仁突出，顶端双嗜性或嗜酸性，少黏蛋白细胞质(<50%)，可见明显的顶端有丝分裂象和凋亡小体	p16 和 CEA 常呈弥漫性阳性 波形蛋白(vimentin)、雌激素受体(ER)和孕激素受体(PR)通常呈阴性 细胞角蛋白 7(CK7)阳性，CK20 阴性，PAX8 常为阳性
黏液腺癌 非特殊性黏液腺癌	肿瘤背景中 50% 细胞具有胞质内黏蛋白；类似于正常宫颈的黏液细胞质，HE 染色后呈淡蓝色	p16、CK7 和 CEA 呈弥漫阳性 波形蛋白阳性

续表

病理类型		病理描述	免疫组化
黏液腺癌	肠型黏液腺癌	杯状细胞和/或肠内分泌细胞分化，占肿瘤的50%以上；有时见嗜银细胞和帕内特细胞	CDX2和CK20染色可变 ER和PR通常为阴性 PAX8在约50%中呈阳性
	印戒细胞型黏液腺癌	散在的失黏附的圆形细胞，黏液挤压细胞核(丰富的细胞质黏蛋白空泡细胞核)，以及弥漫性、小梁状、腺状和索状生长模式，无促纤维增生基质	
	浸润性复层产黏液的癌（ISMC）	通常与邻近的复层产黏液的上皮内病变有关，由复层上皮的浸润巢与胞质内黏液组成：由宫颈转化区的多能储备细胞引起，并且由未成熟的化生上皮细胞组成，细胞质内黏蛋白覆盖整个上皮厚度。典型表现为中度核异型性、染色质过多、活跃有丝分裂和凋亡小体；不形成明显的管腔或良好的腺体。并且通常与活跃的急性炎性浸润有关，包括中性粒细胞和嗜酸性粒细胞	p16弥漫性阳性 少数病例表达波形蛋白 ER和PR不定 PAX8多为阴性 可表达肿瘤标志物p63、p40和GATA3
腺癌NOS		具有高度的核异型性和少量的胞质内黏蛋白。有丝分裂象和凋亡小体通常很容易识别	p16弥漫阳性和HPV阳性

二、HPV 非依赖型宫颈腺癌

HPV 非依赖型宫颈腺癌（HPV-independent cervical adenocarcinoma，HPVi-A）是指在低倍镜下没有容易辨认的腔缘核分裂象和凋亡小体。如果在显微镜下放大 200 倍时可见到局灶性或模棱两可的 HPVA 特征，则认为肿瘤显示"有限 HPVi-A"特征，HPVi-A 包括胃型腺癌（gastric-type endocervical adenocarcinoma，G-EAC）、透明细胞型腺癌、中肾型腺癌、非特指型腺癌等，胃型腺癌是 HPVi-A 最常见的类型，占宫颈腺癌的 10%~15%，其他 4 种类型非常罕见。宫颈胃型腺癌是一种表现为胃幽门腺分化，与 HPV 感染无关的浸润性腺癌，平均患病年龄为 50~55 岁，侵袭性强，预后差，是 HPVi-A 的主要类型。胃型腺癌包含了一组形态跨度很大的病变，从高分化的宫颈微小偏离性腺癌（曾称为恶性腺瘤）到中度至低分化的含有胃型黏蛋白的宫颈腺癌，因细胞内含有幽门腺型黏蛋白而被称为胃型。透明细胞型是第二常见的 HPVi-A 亚型，占宫颈腺癌的 3%~4%，形态学同子宫体和附件的同类型肿瘤，散发患者的中位年龄为 51 岁，而己烯雌酚接触者的平均发病年龄为 19 岁，通常发生于子宫颈阴道部。中肾型腺癌极为罕见，不足宫颈腺癌的 1%；常见类似中肾残余的小管状结构，因此多位于子宫颈管壁侧面和深部。既往 WHO 分类将原发于子宫颈的子宫内膜样腺癌定义为具有子宫内膜样形态特征的腺癌，导致一些缺乏黏液或寡黏液性普通型 HPVi-A 或者低分化黏液型 HPVi-A 也被错误地归至子宫内膜样腺癌中，为此，第 5 版 WHO 分类严格界定了原发性子宫内膜样型 HPVi-A 的标准，即肿瘤必须 HPV 相关检测阴性、具有典型的子宫内膜样形态伴或不伴有子宫内膜异位，且肿瘤不应累及子宫体、子宫下段或附件，按此标准，子宫内膜样型 HPVi-A 极其少见，不足宫颈腺癌的 1%。

HPV 非依赖型宫颈腺癌的病理学特征见表 2-3。

表 2-3　HPV 非依赖型宫颈腺癌各类型病理特征

病理类型	病理描述	免疫组化
胃型腺癌	肿瘤细胞具有丰富的透明、泡沫状或嗜伊红细胞质，细胞质边界明显，通常核 / 质比例低，细胞核不规则，位于基底，没有或仅有有限的 HPVi-A 样特征。可以伴有以杯状细胞为表现的肠型分化和神经内分泌样嗜酸性颗粒状细胞质。偶有实性区域、微乳头结构和间质内黏液池。在分子遗传学方面，胃型 HPVi-A 常见 *TP53*、*STK11* 基因突变（胚系突变者为 Peutz-Jeghers 综合征），部分患者还携带 ErbB3（10%）、ErbB2（8%）及 BRAF（4%）具有潜在靶向治疗的基因突变位点	p16 通常呈阴性或局灶阳性 ER 和 PR 通常呈阴性 CK7、CK20、CDX2 和 PAX8 常为阳性 MUC6 和 HIK1083 是经典的胃型黏液的免疫标志物

续表

病理类型	病理描述	免疫组化
透明细胞型腺癌	由实体、管状囊状和乳头状结构组合而成，具有多边形细胞和高度非典型但均匀的核。肿瘤细胞通常含有丰富的透明富含糖原的细胞质，伴或不伴嗜酸性胞质内透明小球。乳头内的纤维血管中心常含有致密的、透明化的嗜酸性基质。肿瘤细胞扁平至立方或鞋钉形，胞质透明或不常见嗜酸性，异型性均匀，核仁突出，核分裂率低。可出现急性炎性细胞、浆细胞和砂粒体	CK7、PAX8、肝细胞核因子 1β（hepatocyte nuclear factor 1β，HNF1β）和 napsin-A 呈阳性 p16 和 p53 呈阳性或阴性 CD10、ER 和 PR 通常是阴性 CEA 呈阴性
中肾型腺癌	可在中肾增生的背景下产生，并可显示多种生长模式，包括导管（假子宫内膜样）、管状、乳头状、性索样、实体、纺锤形和网状（分支、具有腔内纤维乳头的狭缝状空间）。管状结构可含有管腔内嗜酸性胶体样物质，常见于中肾残余或增生。肿瘤细胞呈立方至柱状，胞质苍白至嗜酸性，轻度至中度细胞异型性，有丝分裂活跃。细胞核常有不规则核膜、频繁的沟槽和核内假包涵体，类似于甲状腺乳头状癌	CK、钙视网膜蛋白、波形蛋白和 CD10 呈阳性 ER 和 PR、CK20 和 CEA 呈阴性 PAX8 和 HNF1β 通常呈阳性 GATA3 是中肾残余和增生的一个可靠标志物

续表

病理类型	病理描述	免疫组化
子宫内膜样型腺癌	至少有局部见低级别子宫内膜样腺体；被覆柱状上皮；核呈假复层排列；不超过中度异型增生；伴或无鳞状分化；可出现子宫内膜异位的表现；缺乏HPV相关的特征如明显的核分裂象和凋亡小体	p16通常阴性或非弥漫性表达；HPV阴性。ER、PR、波形蛋白、CK7和PAX8通常阳性，p53呈异常/突变型但也有野生型表达模式，1/3的病例呈MUC6、SATB2阳性。p63、p40、HER2、AR、GATA3、HIK1083、HNF1β、napsin A、CK20和TTF1阴性

（张 燕 刘 青 李芳梅）

▶ 参考文献

[1] STOLNICU S, BARSAN I, HOANG L, et al. International Endocervical Adenocarcinoma Criteria and Classification (IECC): a new pathogenetic classification for invasive adenocarcinomas of the endocervix. Am J Surg Pathol, 2018, 42 (2): 214-226.

[2] STOLNICU S, PARK K J, KIYOKAWA T, et al. Tumor typing of endocervical adenocarcinoma: contemporary review and recommendations from the international society of gynecological pathologists. Int J Gynecol Pathol, 2021, 40 (Suppl 1): S75-S91.

[3] MCCLUGGAGE W G, SINGH N, GILKS C B. Key changes to the World Health Organization (WHO) classification of female genital tumours introduced in the 5th edition (2020). Histopathology, 2022, 80 (5): 762-778.

[4] TALIA K L, STEWART C J R, HOWITT B E, et al. HPV-negative gastric type adenocarcinoma in situ of the cervix: a spectrum of rare lesions exhibiting gastric and intestinal differentiation. Am J Surg Pathol, 2017, 41 (8): 1023-1033.

[5] TURASHVILI G, PARK K J. Cervical glandular neoplasia: classification and staging. Surg Pathol Clin, 2019, 12 (2): 281-313.

[6] 石海燕, 吕炳建, 吕卫国. 子宫颈腺癌病理学分类. 中华医学杂志, 2022, 102 (26): 2045-2049.

[7] 张静. 子宫颈腺癌及其癌前病变的病理诊断新进展. 中华妇产科杂志, 2022, 57 (10): 785-788.

[8] HÖHN A K, BRAMBS C E, HILLER G G R, et al. 2020 WHO classification of female genital tumors. Geburtshilfe Frauenheilkd, 2021, 81 (10): 1145-1153.

[9] SELENICA P, ALEMAR B, MATRAI C, et al. Massively parallel sequencing analysis of 68 gastric-type cervical adenocarcinomas reveals mutations in cell cycle-related genes and potentially targetable mutations. Mod Pathol, 2021, 34 (6): 1213-1225.

[10] MARCHOCKI Z, SWIFT B, COVENS A. Small cell and other rare histologic types of cervical cancer. Curr Oncol Rep, 2022, 24 (11): 1531-1539.

[11] KIYOKAWA T, HOANG L, PESCI A, et al. Claudin-18 as a promising surrogate marker for endocervical gastric-type carcinoma. Am J Surg Pathol, 2022, 46 (5): 628-636.

第三章

宫颈腺癌的临床表现及诊断

宫颈腺癌以 HPV 相关型腺癌为主,多数宫颈腺癌与宫颈鳞状细胞癌临床表现类似,宫颈腺癌组织类型多样,HPV 检测在宫颈腺癌中具有一定的局限性。以宫颈胃型腺癌为代表的 HPV 非依赖型腺癌在临床表现上各具特点,临床表现很大程度上提醒临床医师判断宫颈癌筛查阴性人群宫颈病变风险。本章主要阐述不同组织学类型宫颈腺癌的临床表现、妇科检查、影像学检查、病理等方面的差异,帮助临床医师术前精准诊疗的进行。

第一节　宫颈腺癌的临床表现

宫颈腺癌(cervical adenocarcinoma,CA)来源于子宫颈管黏膜及黏膜腺体,临床中 15%~20% 的宫颈腺癌患者可能无症状,且早期临床表现较隐匿,多数病变位于宫颈管内,可无明显症状及体征,且可能与其他妇科疾病症状相似,因此仅有 67.9% 的宫颈腺癌患者在术前得到确诊,低于宫颈鳞状细胞癌的 98.08%,不同的组织学类型、肿瘤位置、肿瘤分期等可出现不同的症状和体征。因此，定期进行妇科检查对于早期发现和治疗宫颈腺癌至关重要。

一、症状

（一）阴道分泌物异常

宫颈腺癌患者的分泌物通常呈水样或黏液样，特别是宫颈黏液腺癌，患者常诉阴道大量黏液状排液。宫颈腺癌患者中有 29.6% 是由于阴道排液就诊，高于宫颈鳞状细胞癌。阴道分泌物亦可呈血性或米汤样，晚期患者组织坏死感染可出现脓性恶臭白带。

（二）异常阴道流血

异常阴道流血是宫颈腺癌的主要症状之一，可表现为接触性出血（性交出血或妇科检查后出血）、白带混血、不规则阴道出血和绝经后阴道出血，可能伴有不同程度的疼痛。老年患者常以绝经后阴道流血就诊，未绝经女性可有不规则阴道流血或经期延长、经量增多等表现，主要是非月经期流血，出血量的多少与病灶位置、大小、间质血管侵犯情况有关。透明细胞癌主要为异常子宫出血。

（三）晚期患者表现

晚期宫颈癌病灶转移侵犯其他脏器可出现一系列继发性症状，泌尿系统受累可表现为尿频、尿急、血尿、尿瘘（膀胱瘘、输尿管瘘）、肾积水相关腰部疼痛等，肠道受累可表现为便秘、便血、肠瘘等，呼吸系统受累可能导致咳嗽、咯血等，晚期肿瘤广泛转移和肿瘤消耗可有恶病质等全身衰竭症状。

二、体征

宫颈腺癌分为内生型和外生型,临床上内生型患者多于外生型患者。内生型宫颈腺癌往往隐匿于宫颈管内,妇科检查时不易发现,早期表现为子宫颈光滑或者糜烂样改变,随着病情进展,宫颈可增粗呈桶状,肥大质硬。外生型患者早期表现为宫颈口见赘生物,若病情发展,宫颈见外生菜花状肿块。宫颈肿瘤坏死脱落或可有溃疡或空洞形成,分泌物伴有恶臭;宫旁受累后,双合诊、三合诊可扪及宫旁组织增厚,呈结节状,质硬或形成冰冻骨盆。

各亚型宫颈腺癌的临床特点见表 3-1。

表 3-1 各亚型宫颈腺癌的临床特点

宫颈腺癌亚型	占比	发病年龄	临床表现
普通型腺癌	85%~90%	40~50 岁	多表现为阴道出血及肿物,其中 50% 为外生型。子宫颈壁溃疡或弥漫性浸润(“桶形宫颈”)较少见。部分患者可能无症状,宫颈细胞学检查异常
黏液腺癌	6%	44~54 岁	多表现为白带增多,阴道排液、流血,腹部不适、宫颈外生型或溃疡型肿物,或宫颈细胞学检查异常

续表

宫颈腺癌亚型	占比	发病年龄	临床表现
浸润性复层产黏液的癌	3%	平均 44 岁	常表现为阴道流血、宫颈肿物、腹水。肿瘤大体特征尚不完全明确，可能与普通型腺癌近似
胃型腺癌	10%	平均 42 岁	大多数病例是散发性的，可能与种系 *STK11* 突变（Peutz-Jeghers 综合征）有关，主要表现为皮肤黏膜色素沉着（以口唇黏膜黑斑常见）和胃肠道多发息肉，色素沉着多出现在口唇、颊黏膜、面部、手指、手掌、脚底等，也可发生在鼻、肛门周围和生殖器，极少数发生在肠道；临床表现为排黏液样或水样液体，阴道流血，或有腹部不适；宫颈呈桶型，肿物质硬而脆，呈出血或黏液样；宫颈脱落细胞学检查和子宫颈活检的阳性率都较低，或继发卵巢转移
中肾型腺癌	不足 1%	平均 50 岁	临床表现为阴道流血、宫颈细胞学检查异常。肿瘤常位于宫颈侧壁或后壁，可出现深部浸润并侵及宫旁组织。也可表现为无明确肿物，但宫颈弥漫性增厚或呈“桶型”表现

续表

宫颈腺癌亚型	占比	发病年龄	临床表现
透明细胞型腺癌	不足5%	呈双峰特征，散发性肿瘤的发病年龄宽泛	已烯雌酚相关透明细胞癌一般位于宫颈管内或阴道上 1/3；散发性肿瘤则多见于宫颈管，具体表现类似普通型宫颈腺癌。最常见症状为阴道流血和 / 或排液，伴息肉状或溃疡型质脆肿物

第二节 宫颈腺癌的辅助检查

早期宫颈腺癌病例的诊断应经过宫颈脱落细胞学检查和 / 或 HPV 检测、阴道镜检查、子宫颈活组织检查的“三阶梯”筛查程序，组织病理学诊断是宫颈腺癌诊断的金标准。

一、宫颈脱落细胞学检查 / 液基薄层细胞学检查

由于部分宫颈腺癌为 HPV 非依赖型腺癌，HPV 检测可能为阴性，需要重视细胞学检查并作为宫颈腺癌诊断的初筛手段，目前主要采用宫颈液基薄层细胞学检查（thin-prep cytology test，TCT），于宫颈转化区（即原始和生理性鳞 - 柱交接部的区域）取材送检。在目前普遍采用的 TBS 分类中，腺上皮异常主要包括四类：①不典型腺细胞

(atypical glandular cell，AGC)；②不典型腺细胞倾向瘤变(atypical glandular cell-favor neoplastia，AGC-FN)；③宫颈原位腺癌(adenocarcinoma in situ，AIS)；④腺癌(adenocarcinoma，AC)。

细胞学筛查对宫颈腺癌筛查存在困难，宫颈腺癌分类复杂，普遍体现为腺细胞诊断困难。既往文献中 AGC 报告率差异很大(0.01%~3.90%)，这一数据在国内机构可能更低，仅为 0.04%，且不同医疗机构和医生报道的结果差异较大。

以胃型腺癌和普通型腺癌为例，两者在细胞学上存在差异。胃型腺癌的特征性细胞学表现为：①单层蜂窝片状；②细胞质呈空泡状和/或泡沫状；③胞质内中性粒细胞膜包被；④囊泡状核伴明显核仁。黄色黏蛋白是伴胃分化的宫颈管腺性病变的诊断线索，有文献认为黄色黏蛋白的存在可作为胃型腺癌细胞学诊断的线索，建议在细胞学报告中描述不典型宫颈细胞与胃型黏蛋白(atypical endocervical cell with gastric-type mucin，AEC-GAM)，以改进 HPV 阴性宫颈癌的细胞学筛查报告。普通型腺癌的三维细胞簇、细胞核浓染和外周核羽状突起、核分裂象的发生率高于胃型腺癌。

当细胞学诊断 AGC 时，仅 4%~5% 的活检病理证实为宫颈 AIS，2%~7% 证实为 AC。经细胞学诊断宫颈 AIS 的灵敏度为 50%~69%，准确度为 50%，假阴性率高达 3.8%~11.7%，故单纯通过细胞学检查结果容易导致宫颈

AIS 的漏诊。

近年来细胞学筛查方面取得了一些进展。液基薄层细胞学检查的使用大大提高了涂片的满意度,提高了可读性,从而与常规涂片相比,增强了检测腺体疾病的能力。新的采样装置(如宫颈管刷)改善了宫颈管细胞的收集和检测,进而改善了腺体病变的检测。在过去的 10 余年中,对腺体特征的细胞诊断准确度提高。随着宫颈癌筛查逐渐转向将 HPV 作为初筛手段,有必要开发用于识别透明细胞型、胃型、中肾型腺癌等 HPV 阴性腺体病变的新型生物标志物。利用 PAP gene 或 Pap SEEK 检测子宫内膜癌和卵巢癌的分子方法,基于对宫颈样本中特征性致癌 DNA 突变的鉴定,为通过宫颈样本采集来辅助诊断非宫颈管癌增加了一个新的维度。

二、HPV 检测

HPV16 型和 HPV18 型是引起宫颈癌最常见的高危型 HPV 亚型,约 70% 的宫颈癌是由它们引起的。宫颈腺癌分为 HPV 相关型腺癌和 HPV 非依赖型腺癌,其中 HPV 相关型腺癌占主导地位,组织类型以普通型腺癌为主。在宫颈鳞状细胞癌中 HPV16 型的阳性率可达 60%,HPV18 型阳性率为 5%~17%,而宫颈腺癌中 HPV18 型的阳性率可高达 34%~50%,HPV16 型的阳性率则为 30%。需要注意的是,近年来 HPV 非依赖型腺癌有逐渐增加的趋势,HPV 检测阴性并不能排除宫颈腺癌。

研究显示,78% 的宫颈原位腺癌或腺癌表现为 HPV 和 TCT 双阳性结果,故 HPV 和 TCT 联合检测是筛查和诊断子宫颈意外或更高级别病变更准确的方法。联合检测还以更高的灵敏度提高了宫颈管腺性病变的检出率。

三、甲基化评分

20 世纪 60 年代巴氏试验的广泛应用使宫颈鳞状细胞癌的患病率大幅下降。然而,宫颈腺癌的患病率并未降低,可能是因为巴氏试验对宫颈腺癌和原位腺癌的灵敏度较低所致。一项研究评估了一种新型 HPV 和宿主 DNA 甲基化评分用于 AIS 和宫颈腺癌的筛查,测定了 HPV16 型、HPV18 型和 HPV45 型的两个人类基因座(*DCC* 和 *HS3ST2*)的 CpG 位点的甲基化水平,检测了 HPV 持续和进展(HPV persistence and progression,PaP)队列中 HPV16、18 或 45 型中的一种阳性的女性宫颈阴道脱落细胞,包括:① 176 例 AIS/ 腺癌患者;② 353 例 CIN 3 级或 SCC 患者;③ 579 例 HPV 清除者和 292 例持续 HPV16、18 或 45 型感染者。甲基化评分是所有检测的 35 个 CpG 位点的平均甲基化百分比。结果提示,在 AIS/ 腺癌患者及 CIN 3 级 /SCC 患者的宫颈阴道脱落细胞中,每个 CpG 位点的甲基化百分比均高于任一对照组。AIS/ 腺癌的甲基化评分的灵敏度为 74%,特异度为 89%。认为甲基化评分在最高四分位数的 HPV16、18、45 型感染女性有非常高的 AIS/ 腺癌概率,提示这些女性可能需要对宫颈转化区进行仔细的组织学评估

(如行宫颈锥切术或宫颈环形电切术)。

此外,目前甲基化检测可能在预测宫颈癌复发检测中具有一定的临床应用价值。一项研究中显示,与治疗前相比,治疗后2年宫颈阴道自身样本(P<0.000 1)和尿液样本(P<0.000 1)的DNA甲基化水平降低,治疗2年复发患者的宫颈阴道自身标本DNA甲基化阳性率(77.8%)高于未复发患者(25.5%)(P=0.000 4)。在尿液中,复发组DNA甲基化阳性率(65%)明显高于未复发组(35.6%)(P=0.038),提示了通过尿液或宫颈阴道分泌物的甲基化检测以监测宫颈癌患者治疗后复发的潜力。

四、阴道镜下宫颈活检术及宫颈管搔刮术

1. **宫颈活检术** 是一种简便有效地了解宫颈及阴道穹窿有无病变的方法。对于宫颈脱落细胞学检查有异常者,应在阴道镜检查时观察宫颈表面有无异型上皮或早期癌变,可行碘染色试验和醋酸试验,并选择病变较重的部位进行活组织检查以提高诊断率。若宫颈细胞病理学发现可疑病灶而宫颈肉眼未见病灶时,可考虑在宫颈转化区3、6、9、12点四处取材或在碘染色试验阴性区取材活检。

2. **宫颈管搔刮术**(endocervical curettage,ECC) 由于宫颈腺癌多来源于子宫颈管黏膜及黏膜腺体,病变部位常位于子宫颈管内,且可呈多灶性或跳跃性改变,宫颈活检往往难以准确取材,故宫颈管搔刮术对于宫颈腺癌的确诊非常重要,对疑似宫颈腺癌的患者,应常规进行ECC检查。

五、诊断性宫颈锥切术

结合细胞学检查与阴道镜检查，诊断宫颈 AIS 的灵敏度仅为 60% 左右，约 70% 的患者阴道镜检查不满意。宫颈 AIS 也常易与宫颈腺癌混淆，因此当活检标本无法确诊时，必要时需进行诊断性宫颈锥切术协助诊断。

疑诊为宫颈 AIS 而行诊断性宫颈锥切术的指征包括：①子宫颈活检诊断为 AIS；②子宫颈活检阴性，但细胞学检查为 AIS 或者 AGC-FN；③多次细胞学检查为 AGC，但活检结果阴性；④ ECC 提示 AGC，但活检结果阴性。

诊断性宫颈锥切术包括宫颈冷刀锥切术（cold knife conization，CKC）与宫颈环形电切术（loop electrosurgical excision procedure，LEEP）。LEEP 对切缘的烧灼可能会影响标本的取材及切缘的病理诊断，但在有生育要求的患者中接受 LEEP 的产科并发症发生率低于 CKC，对于有生育要求的女性，在告知相应风险并知情同意后，可选择 LEEP。

六、影像学检查

对于高度怀疑或已确诊为宫颈 AIS 或宫颈腺癌的患者，需进一步完善影像学检查。影像学检查的主要价值是对肿瘤大小、侵袭范围和程度、转移情况进行评估，以指导临床决策并用于疗效评价。影像学检查原则主要包括以下几点。

1. **腹、盆腔超声** 盆腔超声可经腹、经阴道或经直肠进行，主要用于评估宫颈局部病变的情况。腹膜后淋巴结超声及全身浅表淋巴结超声可用于发现淋巴结的转移情况。需要注意的是，超声设备的优劣及操作者的经验可影响宫颈癌的诊断，经验丰富的超声医师可初步鉴定宫颈鳞状细胞癌和腺癌。宫颈鳞状细胞癌的癌细胞在宫颈间质内呈浸润性巢片状生长，且癌细胞呈实性密集排列，使超声反射界面相对较少，故病变区提示局灶性或弥漫性低回声；而宫颈腺癌镜下可见异型的癌细胞呈腺样排列，部分腺体分泌功能增加，故形成大小不等、不规则的腺腔甚至囊腔，部分腺腔内可见分泌物，造成宫颈腺癌病灶区域超声反射界面增多，回声增强的声像图特征。

2. **盆腔增强** MRI　盆腔 MRI 具有优异的软组织分辨力，是宫颈癌最佳的影像学检查方法，有助于病变的检出和大小、位置的判断，尤其对宫颈内生性病变；明确病变侵犯范围，提供治疗前分期的重要依据。可显示病变侵犯宫颈基质的深度，判断病变是否局限于宫颈、侵犯宫旁或侵犯盆壁，也能够显示阴道内病变的范围，同时可提示膀胱、直肠壁的侵犯。对于胃型腺癌，MRI 表现为黏液性病变特征：病灶通常位于子宫颈管中上段，出现特异性的“宇宙征”，即中央为较小的囊性或实性病灶，周围包绕着较大的囊肿。对于非手术治疗的患者，盆腔增强 MRI 还可以用于放疗靶区的划分、治疗中疗效的监测、治疗末疗效的评估及治疗后的随访。

3. **颈、胸、盆、腹腔** CT　CT 的优势主要在于评估淋巴结转移情况，提示中晚期病变方面，以及大范围扫描腹、盆腔其他器官是否存在转移。对于有磁共振禁忌证的患者可选择 CT 评估。

4. **核医学影像检查**

(1) PET/CT：推荐有条件者使用 PET/CT，如① FIGO 分期为 Ⅰ B1 期及以上的初诊患者治疗前分期；②因其他原因行单纯子宫切除术意外发现宫颈癌拟评估全身转移者；③拟行放射治疗需影像辅助划分靶区；④存在高危因素的患者治疗结束 3~6 个月后随访监测；⑤随访过程中怀疑出现复发转移的患者，包括出现临床症状或相关肿瘤标志物升高。

(2) 核素骨扫描：仅用于怀疑有骨转移的患者。

七、肿瘤标志物检查

肿瘤标志物异常升高可以协助诊断、疗效评价、病情监测和治疗后的随访监测。宫颈腺癌患者可有癌胚抗原 (carcinoembryonic antigen，CEA)、糖类抗原 125 (carbohydrate antigen 125，CA125) 或 CA19-9 升高。约 1/2 以上的胃型腺癌患者存在 CA19-9 升高、约 1/3 的患者有 CA125 升高。CA125 升高多提示存在盆、腹腔转移。

八、膀胱镜、直肠镜

临床上怀疑膀胱或直肠受侵的患者应对其进行相应的内镜检查，必要时行内镜下活检协助诊断。通过镜检可直观地查看患者膀胱或直肠受累情况，是外压性改变还是癌性浸润。若腔内出现明确病灶，可以取病理活检明确分期，实现宫颈癌的精准分期。

第三节　宫颈腺癌的诊断及鉴别诊断

宫颈腺癌的诊断主要以临床表现、影像学检查、病理诊断为依托，病理诊断是宫颈腺癌诊断的“金标准”，在宫颈管腺癌中临床表现尤其重要，尤其是对 HPV 非依赖型腺癌，即使宫颈癌筛查结果正常，若临床可疑，也应行宫颈活检术和宫颈管搔刮术，进一步行影像学检查以明确诊断。

一、宫颈腺癌的诊断

由于宫颈腺癌病灶位于宫颈管内，其临床表现有别于宫颈鳞状细胞癌。大多数宫颈腺癌患者，根据病史、体征及辅助检查，诊断并不困难，病理诊断是金标准。但对于胃型腺癌这类容易漏诊的特殊类型，除了关注阴道流液、阴道不规则流血等症状，以及体检时宫颈肥大和 / 或“桶状”宫颈等体征，行盆腔 MRI 时注意了解子宫颈局部情况外，还必须适时行多次多点深部活检、宫颈管搔刮术、宫颈穿刺活检等。当临床医师高度怀疑宫颈胃型腺癌，而宫颈活检术或宫颈管搔刮术病理结果不支持时，必要时可充分告知患者，行宫颈锥切术。

二、宫颈腺癌的鉴别诊断

宫颈腺癌应注意与宫颈炎症、宫颈腺上皮良性病变、转移性腺癌等宫颈病变进行鉴别(表 3-2)。

表 3-2 宫颈腺癌的鉴别诊断

疾病	临床表现	妇检特点	病理特征	辅助诊断
宫颈腺癌	阴道流液、阴道不规则流血	宫颈肥大和/或“桶状”宫颈	主要是细胞碎片,常成群出现,染色质分布不均匀,胞质极少,细胞核可能呈栅栏状并从组织边缘凸出,造成“羽状”效应	MRI 在局部评估方面有优势;p16 弥漫块状甚至每个细胞阳性,p53 表达正常;ER、PR、波形蛋白、CK20、SATB2 阴性
宫颈炎症	可有月经间期出血或接触性出血,阴道分泌物增多	宫颈外口周围有鲜红色小颗粒,拭擦后也可以出血	可见明显的淋巴细胞和中性粒细胞浸润,但是核分裂象少见,不出现凋亡小体	免疫组化 p16 阴性
子宫颈腺性良性病变	无症状,偶有接触性出血	无特异性	纤维血管结缔组织上衬覆有良性宫颈管型黏液上皮,细胞温和、无异型性、无核分裂	Ki-67:<10%

续表

疾病	临床表现	妇检特点	病理特征	辅助诊断
转移性腺癌	通常会有原发肿瘤相应的症状和体征，伴阴道流液、阴道流血	通常会有原发肿瘤相应的症状和体征	形态学特征与原发部位肿瘤相似，恶性细胞碎片化，带有柱状细胞的三维碎片。细胞核大，明显的核仁和坏死	PAX8 阴性，有必要根据患者具体情况，进一步检查寻找肿瘤原发部位

综上所述，宫颈腺癌的诊断相较于宫颈鳞状细胞癌具有更高的难度，常规宫颈癌筛查方法对宫颈腺上皮病变的提示作用有限，需仔细结合患者病史、妇科检查情况及影像学检查评估等综合判定，必要时结合一些新型细胞学或HPV 检测技术协助诊断。病理检查是诊断宫颈腺癌的金标准，需注意仔细与宫颈炎症、宫颈良性病变、转移性腺癌等鉴别。

（陆安伟　刘开江　刘　青）

▶ 参考文献

［1］彭靓，曹保娣，杜雨璇，等. 基于 SEER 数据库分析原发性年轻宫颈腺癌临床病理特点及预后. 肿瘤预防与治疗，2020，33 (2):

140-146.

[2] 刘鑫. 子宫颈腺癌与宫颈鳞癌的临床病理特征及检查分析. 中国医药指南, 2022, 20 (2): 80-82.

[3] 张师前, 倪新雨, 林仲秋. 子宫颈腺癌手术卵巢保留指征的专家指导意见 (2023 年版). 中国实用妇科与产科杂志, 2023, 39 (2): 185-188.

[4] RYU S Y, KIM M H, NAM B H, et al. Intermediate-risk grouping of cervical cancer patients treated with radical hysterectomy: a Korean Gynecologic Oncology Group study. Br J Cancer, 2014, 110 (2): 278-285.

[5] 李娟, 孙小荣, 赵澄泉, 等. 子宫颈腺癌筛查面临的挑战. 中国妇产科临床杂志, 2020, 21 (2): 212-215.

[6] TAO X, AUSTIN R M, ZHANG H, et al. Pap test reporting tates for conventional smear andliquid-based cervical cytology from the largest academic women's hospital in China: analysis of 1, 248,785 pap test reports. Acta Cytol, 2015, 59 (6): 445-451.

[7] CHO H, PARK S, KIM H S. Gastric-type endocervical adenocarcinoma: comprehensive cytopathological analysis and comparison with usual-type endocervical adenocarcinoma. In Vivo, 2023, 37 (3): 1173-1181.

[8] SONG F, JIA M, YU S, et al. PD-L1 expression and immune stromal features in HPV-independent cervical adenocarcinoma. Histopathology, 2021, 79 (5): 861-871.

[9] ZHANG L, TAN W, YANG H, et al. Detection of host cell gene/ HPV DNA methylation markers: a promising triage approach for cervical cancer. Front Oncol, 2022, 12: 831949.

[10] 马晓欣, 向阳, 刘从容, 等. 子宫颈原位腺癌诊断与管理的中

国专家共识 (2021 年版). 中国实用妇科与产科杂志, 2021, 37 (12): 1209-1213.

[11] GRADISSIMO A, CLARKE M A, XUE X, et al. A novel human papillomavirus and host DNA methylation score and detection of cervical adenocarcinoma. J Natl Cancer Inst, 2023, 115 (12): 1535-1543.

[12] SCHAAFSMA M, VAN DEN HELDER R, MOM C H, et al. Recurrent cervical cancer detection using DNA methylation markers in self-collected samples from home. Int J Cancer, 2025, 156 (3): 659-667.

[13] HUANG S S, SUI L, CHEN L M, et al. Risk stratified management of cervical adenocarcinoma in situ based on cone margin state. Zhonghua Fu Chan Ke Za Zhi, 2021, 56 (9): 622-629.

[14] UPADHYAY BASKOTA S, WANG T, ZHAO C. Follow-up findings in postconservative treatment surveillance for women with cervical adenocarcinoma in situ. J Low Genit Tract Dis, 2021, 25 (1): 38-42.

[15] 廖平川, 李风艳, 翟瑞芳, 等. 宫颈鳞癌与宫颈腺癌的超声表现和鉴别诊断. 山西医科大学学报, 2022, 53 (12): 1606-1609.

[16] YANG J, YANG J, CAO D, et al. Completion hysterectomy after chemoradiotherapy for locally advanced adeno-type cervical carcinoma: updated survival outcomes and experience in post radiation surgery. J Gynecol Oncol, 2020, 31 (2): e16.

[17] 中国医师协会妇产科医师分会妇科肿瘤学组. 子宫颈胃型腺癌临床诊治中国专家共识 (2023 年版). 中国实用妇科与产科杂志, 2023, 39 (6): 617-625.

第四章

宫颈腺癌分期与分型

目前,宫颈腺癌并无单独的分期,仍参照宫颈癌的分期系统,以 FIGO 分期和 TNM 分期为主。现有的宫颈癌分期在判断宫颈腺癌预后方面具有一定的局限性,且宫颈腺癌的治疗主要基于肿瘤大小和浸润深度,但由于宫颈癌生长方式多样、组织类型多样、病理诊断水平不同等因素,存在过度诊疗的现象。而 Silva 分型作为指导宫颈腺癌治疗的新的分类系统,从肿瘤浸润方式上进行区分和分层,有利于诊疗过程中手术方案的制订、辅助治疗的进行和生存预后的判定。

第一节　宫颈腺癌分期

宫颈腺癌作为宫颈癌的一种组织学分型,分期系统同宫颈癌分期系统一致,包括国际抗癌联盟(Union for International Cancer Control,UICC)/美国癌症联合委员会(American Joint Committee on Cancer,AJCC)的肿瘤淋巴结转移(TNM)系统(2021 年第 9 版)和国际妇产科学联盟(FIGO)系统(2018 分期),临床最常用的是 FIGO 分期(表 4-1)。

表 4-1 宫颈癌 TNM 分期和 FIGO 分期

TNM 分期	FIGO 分期	分期标准
T_X	—	原发肿瘤无法评估
T_0	—	无原发肿瘤证据
T_1	Ⅰ	肿瘤局限在子宫颈(是否扩散至子宫体暂不考虑)
T_{1a}	ⅠA	仅在显微镜下见浸润癌，最大浸润深度≤5mm
T_{1a1}	ⅠA1	间质浸润深度≤3mm
T_{1a2}	ⅠA2	间质浸润深度>3mm，≤5mm
T_{1b}	ⅠB	浸润癌浸润深度>5mm(超过ⅠA期)，癌灶仍局限在子宫颈，淋巴管/血管间隙受累不改变肿瘤分期，且不再考虑水平浸润范围
T_{1b1}	ⅠB1	间质浸润深度>5mm，病灶最大直径≤2cm
T_{1b2}	ⅠB2	癌灶最大直径>2cm，≤4cm
T_{1b3}	ⅠB3	癌灶最大直径>4cm
T_2	Ⅱ	癌灶超越子宫，但未达阴道下1/3或未达骨盆壁
T_{2a}	ⅡA	侵犯阴道上2/3，无子宫旁浸润
T_{2a1}	ⅡA1	癌灶最大直径≤4cm
T_{2a2}	ⅡA2	癌灶最大直径>4cm
T_{2b}	ⅡB	有宫旁浸润，未达骨盆壁

续表

TNM 分期	FIGO 分期	分期标准
T_3	Ⅲ	癌灶累及阴道下 1/3 和 / 或扩展至骨盆壁和 / 或引起肾积水或无功能肾和 / 或累及盆腔和 / 或腹主动脉旁淋巴结
T_{3a}	ⅢA	癌灶累及阴道下 1/3，但未扩展至骨盆壁
T_{3b}	ⅢB	癌灶扩展至骨盆壁和 / 或导致肾积水或无功能肾
N_X	—	区域淋巴结转移无法评估
N_0	—	无区域淋巴结转移
$N_0(i+)$	—	区域淋巴结的孤立肿瘤细胞：淋巴结内肿瘤病灶直径<0.2mm，或单个淋巴结内的单个肿瘤细胞，或 ≤ 200 个成簇细胞
	ⅢC	无论肿瘤大小和扩散程度，累及盆腔和 / 或腹主动脉旁淋巴结
N_1	ⅢC1	仅累及盆腔淋巴结
N_{1mi}	ⅢC1	仅累及盆腔淋巴结，0.2mm< 最大直径 ≤ 2mm
N_{1a}	ⅢC1	仅累及盆腔淋巴结，最大直径>2mm
N_2	ⅢC2	腹主动脉旁淋巴结转移
N_{2mi}	ⅢC2	腹主动脉旁淋巴结转移，0.2mm< 最大直径 ≤ 2mm
N_{2a}	ⅢC2	腹主动脉旁淋巴结转移，最大直径>2mm
M_0		无远处转移

续表

TNM 分期	FIGO 分期	分期标准
T_4	Ⅳ	肿瘤侵犯膀胱黏膜或直肠黏膜(活检证实)和/或超出真骨盆(泡状水肿部分为Ⅳ期)
	ⅣA	转移至邻近器官
	ⅣB	转移至远处器官
cM_1	ⅣB	远处转移(包括转移至腹股沟淋巴结、腹膜、肺、肝、骨等,不包括盆腔及腹主动脉旁淋巴结、阴道的转移)
pM_2	ⅣB	病理确诊的远处转移(包括转移至腹股沟淋巴结、腹膜、肺、肝、骨等,不包括盆腔及腹主动脉旁淋巴结、阴道的转移)

宫颈癌 TNM 及 FIGO 分期规则说明如下。

1. 在获取所有影像学及病理学资料后确定最终分期,此后不再更改,即肿瘤治疗后或复发后不再分期。所有影像学检查手段(包括超声、CT、MRI、PET/CT 等)均可用于协助分期,术后病理检查可修订术前分期,细针抽吸、粗针穿刺、组织活检、组织切除检查、手术标本等病理学方法均可用于 N、M 分期。

2. 病理学对淋巴结转移的评估包括以下 3 个层面:①孤立肿瘤细胞(isolated tumour cells,ITCs):指淋巴结内肿瘤病灶直径<0.2mm,或单个淋巴结内的单个肿瘤细胞,或≤200 个成簇细胞:②微转移:0.2mm≤淋巴结内肿瘤病灶直径≤2mm;③宏转移:淋巴结内肿瘤病灶量直径>2mm。

ITCs不影响分期，在TNM分期中可记录为N0(i+)，采用FIGO分期时也应记录其存在。微转移(Nmi)和宏转移(Na)被认为为淋巴结受累，TNM分期中盆腔淋巴结受累为N1，腹主动脉旁淋巴结受累为N2；FIGO分期中则分别为ⅢC1和ⅢC2。对用于诊断FIGO ⅢC期的证据，需注明所采用的方法是影像学(r)还是病理学(p)。例如，若影像学显示盆腔淋巴结转移，分期为ⅢC1r；若经病理学证实，分期则为ⅢC1p。需记录所采用的影像学方法及病理学技术类型。若分期存在争议，应归于更早的期别。

3. TNM分期系统中的前缀，c是临床分期，p是病理分期，如cN为临床诊断的淋巴结转移，pN为病理确诊的淋巴结转移，cM为临床诊断的远处转移，pM为病理确诊的远处转移。对确诊用的病理学技术方法进行标注，如N(f)是指淋巴结转移通过细针抽吸或粗针穿刺确诊，N(sn)是指淋巴结转移通过前哨淋巴结活检确诊。

第二节　宫颈腺癌的Silva分型

宫颈腺癌的治疗主要基于肿瘤大小和浸润深度，但由于宫颈癌具有外生型、内生型、浸润型等生长方式，宫颈组织内的腺体通常延伸至浅层间质且大小及形状存在差异。同时肿瘤可能起源于腺体的任何部分，不同的病理医师对浸润深度的测量水平也不一致，导致部分患者接受了更为激进的治疗方式。

一、Silva分型简介

2015年Silva和Roma等最近提出了一种新的基于3层模式的宫颈腺癌分类系统，该系统适用于HPV相关型宫颈腺癌。Silva分型体系主要基于肿瘤的浸润方式进行分类，分为A、B、C三型，分别占比为20.7%、25.6%和53.7%（表4-2）。A型肿瘤镜下表现的特征是边界清楚的腺体常成群分布，具有相对的小叶结构；B型肿瘤表现为腺体周围的促结缔组织增生性间质，边界不规则和/或边界不清，或腺体不完整，间质内可见单个或小簇的肿瘤细胞；C型肿瘤表现为弥漫性浸润性破坏，伴广泛促结缔组织增生反应。经随访，A型肿瘤FIGO分期均为Ⅰ期，无一例发生淋巴结转移和/或复发，B型肿瘤约4.4%发生淋巴结转移，C型肿瘤约23.8%发生淋巴结转移。认为依据新分型提示A型患者可避免淋巴结切除术，B型肿瘤患者很少出现淋巴结转移，前哨淋巴结检查可能可以识别这些患者，而对于C型肿瘤患者，应进行更积极的治疗，即进行系统性淋巴结切除术。

二、Silva分型的临床意义

1. Silva分型指导下的手术方案选择 目前，Silva分型对于宫颈腺癌盆腔淋巴结转移的预测价值和手术方式选择的参考价值已得到较为广泛的认可。Silva A型代表肿

表 4-2 HPV 相关型腺癌 Silva 分型

分型	描述
Silva A	无破坏性间质浸润 具有圆形轮廓的边界分明的腺体,通常成群分布,无单个 / 游离肿瘤细胞 腺体内部可有筛状、乳头状等复杂生长方式,缺乏实性生长方式,无高级别病变无淋巴脉管侵犯
Silva B	由界限清楚的腺体(A 型腺体)引起的局灶的破坏性间质浸润单个 / 小团肿瘤细胞从圆形腺体中分离出来 肿瘤基底部局灶可见单个、多个或呈线性排列的肿瘤细胞 周围间质局灶出现纤维组织增生 / 炎症 缺乏实性生长方式淋巴脉管侵犯(±)
Silva C	弥漫性破坏性浸润 腺体成角或者管腔细小、其间穿插开放性腺体融合性生长 5mm 视野内,腺体 / 乳头状 / 黏液湖呈融合性生长实性生长 低分化成分(高级别),可见大片恶性细胞弥漫破坏性浸润 以弥漫浸润性腺体伴有广泛的促纤维结缔组织增生反应为特征淋巴脉管侵犯(±)

瘤的膨胀性生长,主要体现在肿瘤细胞异常的增殖能力,而缺乏对周围间质组织的水解破坏能力; Silva B 型仍表现为 Silva A 型的形态特征,但出现了局部早期破坏性间质浸润,可有淋巴脉管间隙浸润(lymphovascular space invasion, LVSI),无实性生长; Silva C 型代表肿瘤细胞弥漫性破坏性

间质浸润的形态，可有淋巴脉管间隙浸润，肿瘤细胞之间失去黏附，在其侵袭过程中，许多间质细胞也参与形成弥漫性破坏性基质。

Silva 分型系统对宫颈腺癌患者治疗方案的选择具有指导意义，Silva 团队建议：对于 A 型腺癌，无淋巴脉管间隙浸润，无淋巴结转移和复发，并且无需区分原位腺癌和早期浸润性腺癌，因此，对于这类患者可采用宫颈锥切术，如切缘阴性，可保留子宫体，避免进行淋巴结切除和辅助治疗；对于 B 型腺癌患者，可采用单纯子宫切除术 + 前哨淋巴结活检，若存在淋巴结转移或 LVSI，推荐术后辅助治疗；对于 C 型腺癌，复发和转移的比例较高，推荐采用根治性手术 + 系统性淋巴结切除术 + 积极的术后辅助治疗。

2. **Silva 分型对预后的指导意义** Silva 分型与肿瘤大小、临床分期、组织学分级、LVSI、间质浸润深度（depth of invasion，DOI）等宫颈腺癌不良预后因素存在显著相关性，表明 Silva 分型可用于预测宫颈腺癌的预后。然而单因素分析显示 Silva 分型与术后复发无相关性，而肿瘤大小、临床分期、淋巴结转移、LVSI、间质浸润深度与术后复发相关。淋巴结转移是复发的独立预测因素。目前的数据分析表明，Silva 分型不能单独作为治疗和预后的指标，而应结合患者的临床分期和高危因素。也有一些小样本研究，评估 76 例浸润性宫颈腺癌，其中普通型 63 例（82.9%），特殊型 13 例（17.1%）。在普通型和变异型中，所有 A 型肿瘤患者均无淋巴结转移，未出现复发，多变量分析中，淋巴结转移和 C 型或 B 型肿瘤是无病生存期(disease-free survival, DFS)的显著独立预测因素。

国内一项研究结果发现 Silva A、B、C 三型宫颈腺癌患者之间的无进展生存期(progression free survival, PFS)差异无统计学意义,但总生存期(overall survival, OS)随着分型的升高而降低,且差异有统计学意义,认为宫颈腺癌的 Silva 分型对预测患者的预后有重要的参考价值。

综上所述,Silva 分型可以预测侵袭性宫颈腺癌的淋巴结状态和预后,能否作为独立的预测指标尚有争议,但对于淋巴结转移具有预测价值,若联合其他宫颈腺癌危险因素共同判断有利于指导精准治疗,有利于对患者采取个体化治疗方案。

3. Silva 分型与基因突变 一些关于子宫颈普通型腺癌的研究证实了调节细胞周期的 PI3K/Akt/mTOR 信号通路成员的普遍突变,包括 *PIK3CA*(11%~25%)、*KRAS*(18%) 和 *PTEN*(4%) 基因等。这些突变可能适合靶向治疗。癌症基因组图谱(the cancer genome atlas, TCGA)研究网络(research network)基于拷贝数、甲基化、mRNA 和微小 RNA 表达谱对 178 例样本进行的综合分析表明,在一组独特的、以 HPV 阴性为主、富含腺癌的子宫内膜样宫颈癌亚组中,*KRAS*、*ARID1A* 和 *PTEN* 突变频率高,这些 HPV 阴性的子宫内膜样肿瘤实际上可能是子宫体 / 子宫下段延伸至宫颈的子宫内膜样腺癌被错误地纳入分析。最近的两项将侵袭模式与基因改变相关联的研究为这种形态学分类提供了分子支持，两项研究均表明，Silva A 型肿瘤的显著抑癌基因和癌基因异常比 Sliva B 型或 Sliva C 型少。在 Hodgson 等的一项研究中，通过对 20 个普通型腺癌进行靶向测序，研究了 50 个癌基因的热点区域，检测到了涉及 *PIK3CA*（30%）、*KRAS*（30%）、*MET*（15%）和 *RB1*（10%）的常见突变，其中 *PIK3CA*、*KRAS* 和 *RB1* 突变仅见于 B 或 C 型，而 *KRAS* 突变与晚期（至少 FIGO Ⅱ期）相关。在第二项研究中，对 52 例患者的 13 个基因的热点突变进行了评估，结果显示相似基因有突变。与第一项研究不同的是，2 例（20%）Sliva A 型肿瘤携带 *KRAS* 突变，5 例（29%）Sliva B 型肿瘤和 5 例（20%）Sliva C 型肿瘤携带 *KRAS* 突变，其余 Sliva A 型肿瘤（8 例）未显示其他突变，而 Sliva B 型和 Sliva C 型显示了 *PIK3CA*、*PTEN*、*CDKN2A*、*PPP2R1A* 和 *FBXW7* 的额外突变。数据提示，Sliva A 型肿瘤在生物学上确实与 Sliva B 型和 C 型肿瘤不同，在 B 和 C 型肿瘤中，随着肿瘤侵入周围间质，突变呈累积效应。

三、Silva 分型的局限性

虽然 Silva 分型对 WHO 组织学分类、FIGO 分期和美国国立综合癌症网络（National Comprehensive Cancer Network，NCCN）指南进行了补充和提示，但 Silva 分型的研究对象局限于普通型宫颈腺癌，尚未将其他特殊组织学亚型的浸润性宫颈腺癌纳入研究范围。还有一些更为少见类型的宫颈腺癌，包括子宫内膜样癌、透明细胞癌、浆液性癌及中肾型腺癌等,我们对这些亚型知之甚少,如果能够按照 Silva 分型对肿瘤进行重新分级,可以帮助判断肿瘤细胞的生物学行为,从而更好地预测预后,选择更合适的治疗方式,但目前仍处于探索阶段。

此外,宫颈腺癌活检病理结果与术后病理的一致性较宫颈鳞状细胞癌相对较低,且活检标本取材有限,若仅凭借活检标本(活检标本往往为肿瘤的外生部分)对整个肿瘤性质进行定性不够准确,必要时需进行诊断性锥切,通过对锥切标本内宫颈间质的浸润情况进行 Silva 分型。一旦子宫颈壁内部分的肿瘤出现 B 型,甚至 C 型的生长方式,则提示该肿瘤的生物学行为将更具侵袭性,更应该得到充足治疗,从而避免了单纯依靠外生部分生长方式盲目保留生育功能,导致手术和治疗策略的偏差。

综上所述,宫颈癌的分期与分类与治疗方案及预后密切相关,是诊疗的重要一环,然而因宫颈腺癌病理类型较多,各类型腺癌生物学行为及预后差异较大,单一 FIGO 分期无法满足临床个体化治疗的需求,Silva 分类系统应运而生。Sliva 分型基于肿瘤的浸润方式将 HPV 相关型腺癌分为 3 类,结合患者存在的腺癌相关危险因素,进行个体化治疗和预后判断,避免治疗不足或过度治疗的情况。目前的一些研究提示,不同 Silva 分型的宫颈腺癌具有不同的基因突变表现,有望成为今后靶向治疗的新方向。

(刘 畅 刘 青)

▶ 参考文献

[1] 谢鹏, 张师前.《AJCC 子宫颈癌 (第 9 版) TNM 分期系统》解读. 中国实用妇科与产科杂志, 2021, 7 (4): 467.[1].

[2] ROMA A A, MISTRETTA T A, DIAZ DE VIVAR A, et al. New pattern-based personalized risk stratification system for endocervical adenocarcinoma with important clinical implications and surgical outcome. Gynecol Oncol, 2016, 141 (1): 36-42.

[3] ROMA A A, DIAZ DE VIVAR A, PARK K J, et al. Invasive endocervical adenocarcinoma: a new pattern-based classification system with important clinical significance. Am J Surg Pathol, 2015, 39 (5): 667-672.

[4] LI X, PANG S, SHEN Y, et al. Using Silva pattern system to predict prognosis and plan treatment of invasive endocervical adenocarcinoma: a single-center retrospective analysis. BMC Womens Health, 2022, 22 (1): 488.

[5] 杨艳, 胡昌猛, 俞彩仙, 等. Silva 分型在子宫颈腺癌中的应用及临床意义. 实用妇产科杂志, 2022, 38 (11): 848-852.

[6] PARK K J. Cervical adenocarcinoma: integration of HPV status, pattern of invasion, morphology and molecular markers into classification. Histopathology, 2020, 76 (1): 112-127

[7] 王玮, 刘从容. 子宫颈腺癌 Silva 分型的临床病理意义及研究现状. 中国实用妇科与产科杂志, 2020, 36 (7): 596-601.

第五章

宫颈腺癌的治疗

宫颈腺癌与宫颈鳞状细胞癌相比具有不同的生物学行为，其对放化疗的敏感性相对更低，预后相对宫颈鳞状细胞癌较差。宫颈腺癌的治疗方法包括手术、放疗、化疗、靶向治疗、免疫治疗等，由于宫颈腺癌类型多，个体差异大，目前国内外针对宫颈癌的治疗未做明显区分，尚无针对宫颈腺癌制订的标准治疗方案，本章结合既往指南、共识、文献研究等对宫颈腺癌的诊疗提出诊疗推荐。

宫颈腺癌总体治疗原则为早期以手术为主，晚期以全身治疗为主，两者均可根据患者病理类型、危险因素、转移情况、一般状态、经济情况等制订个体化治疗方案，辅助以放疗、化疗、靶向免疫治疗等。

第一节　宫颈腺癌的手术治疗

早期宫颈腺癌以手术治疗为主，由于宫颈腺癌对放疗的敏感性较宫颈鳞状细胞癌差，因此对于早期患者或特殊病理类型更倾向于手术治疗。宫颈腺癌同宫颈鳞状细胞癌一样，根据是否有生育要求，选择不同的手术治疗方案；但由于宫颈腺癌病理的复杂性，选择手术治疗方案的同时还要考虑 Silva 分型、病理类型等情况综合判定。

一、手术治疗适应证

手术治疗主要应用于早期宫颈腺癌，即 FIGO 分期的ⅠA~ⅡA 期。手术主要包括广泛性子宫切除与淋巴结切除两部分，不同的分期所需要切除的子宫旁组织及淋巴结范围有所不同。

二、手术入路的选择

宫颈腺癌手术入路可选择经腹、经阴或经腹腔镜(含机器人辅助腹腔镜)。2018 年，国际前瞻性随机对照试验 LACC 研究显示早期宫颈癌开腹组与微创组相比，3 年生存率分别为 99.0% 和 93.8%，4.5 年生存率分别为 96.5% 和 86%，另外一篇高质量回顾性研究也得出了相似的结论。因此，2019 年以来，NCCN、FIGO 及欧洲妇科肿瘤学会(European Society of Gynecological Oncology，ESGO)均提出，宫颈癌手术治疗尤其是根治性子宫切除术的标准和推荐的手术入路为开腹手术。

有保留生育要求的宫颈腺癌患者，肿瘤直径小于 2cm 时，可选择根治性阴式子宫颈切除术联合腹腔镜淋巴结切除术(联合或不联合前哨淋巴结显像)。肿瘤直径为 2~4cm，选择经腹入路，以便切除更大的子宫旁组织。因此，经腹根治性子宫颈切除术是一种合理的保留生育功能的手术方式，适用于ⅠB1~ⅠB2 期患者，与阴式入路相比，经腹入路提供了更大的宫旁切除范围。

腹腔镜手术能否安全地应用于早期宫颈癌手术，目前仍存在较多争议，国内外多项回顾性研究表明，对于肿瘤直径<2cm 的宫颈癌患者，实施微创手术预后不劣于开腹手术患者。结合我国的实际情况，2023 年《宫颈癌腹腔镜技术诊治指南》中推荐对于肿瘤直径<2cm 的宫颈癌，在患者充分知情、明确同意的前提下，可选择进行腹腔镜手术，并强调重视腹腔镜手术适应证及在手术时严格遵循无瘤原则。

三、子宫手术类型和手术分型

1. 手术类型 宫颈腺癌的手术与其他类型宫颈癌类似，根据患者的生育要求分为保留生育功能和不保留生育功能的手术。保留生育功能手术包括宫颈锥切术和经腹/经阴道/经腹腔镜根治性子宫颈切除术。不保留生育功能手术多采用根治性子宫切除术。

2. 手术分型 根据不同分期，根治性子宫切除术有不同的切除范围。Querleu Morrow（Q-M）分型是目前推荐的根治性子宫切除术手术分型，包括筋膜外子宫全切术（A 型）、改良根治性子宫切除术（B 型）、根治性子宫切除术（C 型）和超根治性子宫切除术（D 型）。C 型手术又分为保留膀胱神经（C1 型）和不保留膀胱神经（C2 型），见表 5-1。

表 5-1 根治性子宫切除术 Q-M 分型

Q-M 分型	手术范围
A 型	有限的根治性子宫切除术，在输尿管和子宫颈之间切断侧方子宫旁组织，腹侧和背侧子宫旁组织贴近子宫切除，约切除 5mm，切除阴道 <10mm
B 型	改良式根治性子宫切除术，在输尿管隧道处切断侧方子宫旁组织，不切除下腹下神经，在子宫直肠腹膜反折处切除背侧子宫旁组织，切除部分腹侧子宫旁组织。在子宫颈或肿瘤下方 10mm 处切除阴道，也称 B1 型手术；B2 型手术是 B1 型 + 子宫颈旁淋巴结切除术
C 型	是经典的广泛性子宫切除术，切除宫颈旁组织至与髂内血管系统交界处；直肠旁切断子宫骶韧带、近膀胱切断宫颈膀胱韧带 C1 型：保留神经的根治性子宫切除术，分离背侧的自主神经后切除背侧子宫旁组织；暴露下腹下神经丛，在切除侧方子宫旁组织时仅切除盆丛的子宫支；膀胱阴道韧带内的盆丛的膀胱支予以保留，故只切除腹侧子宫旁组织的内侧，暴露输尿管下方的下腹神经，保留膀胱支 C2 型：不保留自主神经的根治性子宫切除术，在直肠侧方切断下腹下神经丛、骶内脏神经；分离出尿管后，近膀胱壁处切除腹侧子宫旁组织（膀胱阴道韧带），不保留下腹神经丛里的膀胱支；切除侧方子宫旁组织时沿着髂内血管的内侧至盆壁。在骶骨水平切除背侧子宫旁组织
D 型	侧盆扩大切除术，D1 型近盆壁切除所有的子宫旁组织，包括下腹、闭孔血管。D2 型即盆腔廓清术，范围包括 D1 型 + 邻近的筋膜 / 肌肉组织

四、早期、低危宫颈癌手术方式的选择

ⅠB1、ⅠB2 期标准的手术治疗方法是根治性子宫切除术（C 型子宫切除术 + 盆腔淋巴结切除术（1 类推荐）± 主动脉旁淋巴结切除。2023 年有学者提出对于符合保守性手术条件、肿瘤直径 ≤ 2cm 的早期宫颈癌可采用更保守的手术方式。ConCerv 研究是一项前瞻性、单臂、多中心研究，旨在评估锥切术和筋膜外子宫切除术在早期、低危型宫颈癌中的可行性和安全性，并提出了 ConCerv 标准，即：① FIGO 2009 分期ⅠA2~ⅠB1 期宫颈癌；②鳞状细胞癌（任何级别）或腺癌（仅 G1 或 G2）；③肿瘤直径 ≤ 2cm；④无淋巴脉管间隙浸润；⑤浸润深度 ≤ 10mm；⑥影像学无转移；⑦锥切阴性边缘 > 1mm（可重复 1 次锥切达切缘阴性），该研究入组 100 例患者，其中腺癌患者 58 例（58/100），组织分级均为 G1 和 G2。结果初步证明了保守手术对于早期、低危型宫颈癌治疗的可行性。同时，另一项纳入 700 例低危型ⅠA2 或ⅠB1 宫颈癌患者的 SHAPE 研究，该研究纳入的腺癌标准结果显示，单纯子宫切除术组的预后不劣于根治性子宫切除术组，且尿失禁和尿潴留的发生率更低，生活质量更好。两个研究均对早期、低危型宫颈癌保守手术治疗进行了探索，并得出保守性手术的预后不劣于根治性手术。

但是，这两项研究的设计尚有值得商榷的地方。在 ConCerv 研究中，设定的 ConCerv 标准主观性较强。即

使对于肉眼可见的肿瘤，是否必要在术前先行锥切术。SHAPE 研究中，根治性手术组大多数患者仍采用微创手术，并非标准的开腹手术。尽管早期、低危型宫颈癌保守手术已被 NCCN 及国内指南所推荐，本规范专家组认为对于保留生育功能的患者，保守性手术可能对提高术后妊娠率、减少妊娠后流产、早产率有积极的影响，值得谨慎采纳。但对于不保留生育功能的根治性手术，保守性手术尚须谨慎对待。另外，对于腺癌患者，处理方式还要参考 Sliva 分型等因素，采用保守性手术更应慎重。

五、前哨淋巴结的应用

宫颈癌前哨淋巴结（sentinel lymph node，SLN）显像推荐用于经选择的Ⅰ期宫颈癌患者的手术，肿瘤直径<2cm 的检测效果最好，不推荐用于肿瘤直径>4cm 的患者。国际上推荐的 SLN 示踪方法包括染料法、放射性核素法及荧光成像法。在我国，染色剂（蓝染剂和纳米碳注射液）和荧光染色剂应用较为广泛，由于放射性核素胶体锝 -99m 标记物（^{99m}Tc）操作不便，临床应用不多。研究显示，ICG 示踪优于单独染色剂示踪，NCCN 宫颈癌治疗指南自 2017 年起推荐可用 ICG 示踪代替放射性核素和染色剂的联合示踪。

示踪剂的注射方式有 3 种：宫颈 3、9 点浅表加深部注射（深度 10~15mm），宫颈 3、6、9、12 点浅表注射及宫颈 2、4、8、10 点浅表注射。对于术前曾行宫颈锥切术的患者，示踪剂应在锥切创面外的正常宫颈表面相应注射点进行注射，不建议在肿瘤组织内直接注射示踪剂，这样可导致 SLN 检出率下降。

子宫的淋巴回流途径有上宫颈旁通路（upper paracervical pathway，UPP）和下宫颈旁通路（lower paracervical pathway，LPP）。SLN 的分布与淋巴通路类型有关。有研究显示，在子宫颈恶性肿瘤前哨淋巴结的分布中，65%~80% 的阳性淋巴结分布在髂外血管区和髂外与髂内之间的区域，包括闭孔区；10% 的阳性淋巴结分布在骶前、宫旁及髂内区；4%~9% 的阳性淋巴结分布在腹主动脉旁。进行前哨淋巴结显像时，两侧盆腔均有前哨淋巴结显影是最理想的结果。

SLN 关键技术需严格执行以下检测流程：①切除最初显像的淋巴结（这些淋巴结如 HE 染色无转移，需进行病理超分期检测）；②切除任何肉眼可疑淋巴结（无论有无显像）；③一侧盆腔没有淋巴结显像时，需系统切除该侧盆腔淋巴结。

所有 HE 染色阴性的 SLN 需进行病理超分期检测，以发现肿瘤微转移从而制订下一步治疗措施。

六、盆腔淋巴结切除范围

宫颈癌系统性盆腔淋巴结切除，其范围包括沿盆腔血管切除髂总、髂外、闭孔、髂内、宫旁、腹股沟深淋巴结及其周围的脂肪组织。2018 年修改的宫颈癌手术 Q-M 分类中，Cibula 等建议将盆腔淋巴结切除范围分为 4 型：

① SLN 型：仅切除前哨淋巴结；② Ⅰ 型：髂外区切除髂外血管上方及内侧淋巴结，向下至旋髂深静脉；闭孔区仅切除闭孔神经以上淋巴结；髂总区切除髂总血管表浅淋巴结至髂总血管中段；③ Ⅱ 型：除 Ⅰ 型外，髂外区将髂外血管完全游离及骨骼化后，切除髂外血管与腰大肌间淋巴组织，向下至旋髂深静脉远端淋巴结；髂内区暴露髂内静脉，切除髂内淋巴结；闭孔区切除闭孔神经以下淋巴结；骶前区完全切除骶前区淋巴结；④ Ⅲ 型：除 Ⅱ 型外，切除髂总表浅淋巴结至主动脉分叉处，游离髂总血管，暴露腰骶干，切除髂总血管外侧与腰大肌间髂总深部淋巴结。

七、保留生育功能问题

早期宫颈腺癌保留生育功能的手术适应证和鳞状细胞癌相同，符合以下条件者可行保留生育功能手术：①有强烈的生育愿望；②年龄 ≤45 岁；③影像学提示病灶局限于子宫颈，病灶未侵犯子宫颈内口；④ FIGO 分期 ⅠA1~ⅠB2 期患者（ⅠB2 期推荐级别：2B 类）；⑤无淋巴结转移；⑥病理类型为普通型宫颈腺癌或腺鳞癌，排除神经内分泌癌、胃型腺癌、透明细胞癌等特殊病理类型。宫颈腺癌病变起源于宫颈管黏膜，病变位置较鳞状细胞癌深，因此更要关注内口受累情况。

宫颈腺癌的 Silva 分型对于宫颈腺癌保留生育功能策略的制订有指导性的意义。与宫颈鳞状细胞癌相比，宫颈腺癌侵袭和转移能力更强，单纯凭宫颈活检标本中呈外生性生长的部分肿瘤成分来判断肿瘤的生物学行为不够准确。对于宫颈腺癌应该进行诊断性锥切，通过对锥切标本的宫颈腺癌侵袭方式进行 Silva 分型。Silva A 型明确可保留生育功能，且无需行盆腔淋巴结切除及辅助治疗；Silva B、Silva C 型提示该肿瘤的生物学行为更具有侵袭性，尤其是 Silva C 型，由于预后差，不推荐进行保留生育功能的手术。因此，宫颈腺癌保留生育功能手术策略的制订除了要考虑肿瘤期别、大小和位置外，还要结合病理类型和病理分型综合衡量。

宫颈腺癌特殊病理类型如胃型腺癌、透明细胞癌不推荐行保留生育功能的手术，但其他 HPV 非依赖型腺癌如中肾型和子宫内膜样型由于发生率低，缺乏其实施保留生育功能手术安全性的数据，尚无指南推荐能否行保留生育功能，在未有明确证据之前，建议不采用保留生育功能手术。

根据不同的期别，保留生育功能的手术方式分为宫颈锥切术和根治性宫颈切除术加盆腔淋巴结切除术（或前哨淋巴结活检），手术入路可为经阴道宫颈癌根治术（transvaginalradi caltrachelectomy，VRT）、腹腔镜下广泛性宫颈切除术（laparoscopic radical trachelectomy，LRT）或经腹根治性宫颈切除术（abdominal radical trachelectomy，ART），对于肿瘤直径>2cm 者，接受 ART 更为安全。

八、保留卵巢问题

尽管宫颈腺癌的卵巢转移略率高于鳞状细胞癌，但在ⅠB 期宫颈腺癌的卵巢转移率不超过 4%,年轻、早期宫颈腺癌保留卵巢对预后无明显影响,因此早期的宫颈腺癌可以保留卵巢。宫颈腺癌保留卵巢推荐指征如下:①限于普通型腺癌,排除胃型腺癌等特殊病理类型腺癌;②年龄≤45 岁,有强烈的保留卵巢意愿;③ FIGO 分期≤ⅠB2 期;④术前检查排除卵巢、淋巴结转移,锥切病理排除 LVSI 阳性等;⑤术中探查卵巢外观正常、不存在高、中危因素;⑥有条件者可进行基因检测和遗传咨询,排除 *BRCA* 基因突变及林奇综合征等家族史;⑦保留的卵巢不必移位。

保留卵巢可以获得较好的肿瘤学结局,降低由心血管疾病和其他慢性疾病导致的全因死亡风险,但术后应加强随访。

第二节 宫颈腺癌的放射治疗

放射治疗是中晚期宫颈腺癌的主要治疗方式,主要有根治性放疗和术后有中、高危因素患者的辅助治疗,常用同步放化疗。放疗指征和放疗原则同宫颈鳞状细胞癌。

一、放疗指征

1. **根治性放疗** 适用于部分ⅠB3 期、ⅡA2 期和ⅡB~ⅣA 期患者及全身情况不适宜手术的ⅠA1~ⅠB2/ⅡA1 期患者。

2. **术后辅助放疗** 接受手术治疗后的辅助治疗取决于术后病理分期及危险因素。宫颈癌术后高危因素包括淋巴结转移、宫旁浸润和切缘阳性，腺癌和鳞状细胞癌的处置无差别。若存在任何一项高危因素，均推荐进一步行影像学检查排除其他部位甚至远处转移后，补充盆腔外照射 ± 腹主动脉旁延伸野放疗 + 含铂方案同期化疗 ± 阴道近距离放疗。

对于宫颈鳞状细胞癌及腺鳞癌术后合并中危因素的处置，NCCN 指南仍推荐依据 Sedlis 标准进行辅助治疗，但此标准主要应用于宫颈鳞状细胞癌，GOG49 和 GOG92 研究显示，合并中危因素的宫颈腺癌复发率更高；若单纯参考 Sedlis 标准术后不进行辅助放疗，鳞状细胞癌的复发率为 28%，而腺癌（包含腺鳞癌）的复发率高达 44%；进行辅助放疗，鳞状细胞癌的复发率由 28% 下降至 20%，腺癌的复发率由 44% 下降至 9%，因此盆腔放疗对腺癌或腺鳞癌患者受益更大。

2014 年韩国妇科肿瘤学组的一项回顾性研究中，对 2 158 例 ⅠB~ⅡA 期存在中危因素的宫颈腺癌（包括 361 例宫颈腺癌和 115 例宫颈腺鳞癌）进行多变量分析，并开发了预测复发的四因素模型，即组织学类型、肿瘤大小、深间质浸润（deep stromal invasion，DSI）和淋巴脉管间隙浸润（lymphovascular space invasion，LVSI）。实验中针对 GOG 经典标准（肿瘤直径>2cm、间质浸润>1/3、LVSI、Sedlis 标准）及“四因素模型”绘制无瘤生存 ROC 曲线，结果“四因素模型”预测复发的准确度较高。因此提出“四因素模型”，即组织学类型、肿瘤直径 ≥ 3cm、LVSI、间质浸润 ≥ 2/3。对于腺癌或腺鳞癌患者存在四因素模型中除组织学类型以外的任何一项中危因素，即推荐盆腔外照射 + 含铂同期化疗 ± 阴道内近距离放疗。

3. **姑息性放疗** 适用于晚期患者局部减瘤放疗或对转移病灶高剂量根治性放疗或姑息放疗，放疗方式包括体外照射和近距离放疗。

二、放疗方案

1. **根治性放疗** 根治性放疗包括体外放疗和近距离放疗，整体治疗在 8 周内完成疗效最佳。放疗前需通过妇科检查和影像学检查对肿瘤范围进行全面评估，MRI 是判断进展期患者肿瘤范围和宫旁侵犯的最好方式，对于没有行手术分期的患者，PET/CT 影像有助于判断淋巴结的范围及术后有无残留淋巴结。

(1) 体外放疗：主要针对宫颈癌原发灶和盆腹腔淋巴结引流区域，近距离放疗主要针对宫颈原发灶进行推量。对于宫颈肿瘤未侵犯阴道，无转移淋巴结或转移淋巴结局限于髂总以外盆腔淋巴结时，体外放疗主要为盆腔外放疗，范围包括髂总、髂内外、骶前、闭孔淋巴引流区，以及宫颈、宫体、双附件、宫旁、阴道旁、阴道上 1/3。若宫颈肿瘤侵犯阴道上 1/3，则体外放疗范围需增加阴道上 2/3；若宫颈肿瘤侵犯超出阴道上 1/3 未达下 1/3，则体外放疗范围需增加全阴道；若宫颈肿瘤侵犯阴道达下 1/3，则体外放疗范围需增加全阴道和腹股沟深、浅淋巴结引流区；若淋巴结转移到髂总或腹主动脉旁，则体外放疗范围需增加腹主动脉旁延伸野放疗。体外放疗技术推荐调强放疗或三维适形放疗；体外放疗剂量推荐 45~50Gy，转移淋巴结可同期或序贯推量到 55~65Gy。体外放疗期间推荐铂类为基础的同期化疗，优选顺铂单药周疗。

(2) 近距离放疗：是宫颈癌根治性放疗中不可替代的治疗手段，可在体外放疗近结束时开始，根据当地技术条件选择二维放疗或三维后装放疗，优先推荐三维后装放疗，可采用腔内和 / 或组织间插植放疗。目前国内外多采用高剂量率后装近距离放疗，二维放疗以 A 点作为剂量参考点，三维后装放疗以高危临床靶区（high-risk clinical target volume，CTV-HR）D90 作为参考剂量，单次剂量 5~7Gy，每周 1~2 次。A 点或 CTV-HR D90 剂量联合体外放疗总剂量推荐：ⅠA2 期应达 75~80Gy（EQD2），ⅠB1、ⅠB2 和ⅡA1 期 80~85Gy，ⅠB3、ⅡA2 和ⅡB～ⅣA 期 ≥ 85Gy（EQD2）。

2. **术后辅助放疗** 术后辅助放疗尽量在术后 6 周内开始，对于存在中危因素者或高危因素但无髂总、无腹主动脉旁淋巴结转移者行盆腔照射，范围包括髂总、髂内外、骶前、闭孔淋巴引流区，以及宫旁、阴道旁、阴道残端 3cm。存在髂总、腹主动脉旁淋巴结转移时，放疗范围需包括盆腔及腹主动脉旁淋巴引流区，体外放疗剂量推荐 45~50Gy。如有腹主动脉旁淋巴结转移者，还需进一步明确有无其他部位的远处转移，若有残留转移淋巴结，可同期或序贯推量到55~65Gy。阴道切缘阳性（癌或HISL）或肿瘤近切缘建议增加阴道内近距离放疗15~20Gy。对于宫颈腺癌，术后辅助体外放疗期间均推荐铂类为基础的同期化疗，优选顺铂单药周疗。

第三节　宫颈腺癌的化疗

化疗在宫颈癌治疗中的作用越来越引起重视，主要应用于放疗时单药或联合化疗进行放疗增敏，即同步放化疗，另外，还有术前的新辅助化疗（neoadjuvant chemotherapy，NACT），以及晚期远处转移、复发患者的姑息治疗等。宫颈腺癌对放疗敏感性较鳞状细胞癌差，化疗作用更为重要。

一、同步放化疗

同步放化疗分为早期宫颈癌手术后同步放化疗和局部晚期宫颈癌根治性放化疗。多项随机对照临床研究显示，根治性同步放化疗的疗效显著优于单纯放疗。一项meta分析显示，同步放化疗对比单纯放疗的5年OS率提高6%，同时可降低局部和远处复发，提高DFS。同步化疗的常用方案为顺铂40mg/m^2，每周1次，至少行4~5个周期。对于年龄>60岁、合并肾功能不全、ECOG（Eastern Cooperative Oncology Group）评分为2~3分等不能耐受顺铂周疗的患者,可考虑卡铂($100mg/m^2$)周疗。

二、辅助化疗

辅助化疗是指早期宫颈癌术后放化疗联合化疗,以及局部晚期宫颈癌根治性放化疗基础上联合化疗,其对于生存获益尚存在争议。但宫颈腺癌患者的预后较鳞状细胞癌差,放疗敏感性低,容易出现远处转移。有研究结果显示,局部晚期宫颈腺癌同步放化疗联合辅助化疗组的 5 年肿瘤局部控制率和 DFS 均显著优于同步放化疗组,认为同步放化疗联合辅助化疗显著减少局部复发。也有研究显示,有高危因素的宫颈腺癌术后辅助化疗组 PFS 优于放疗组或者同步放化疗组,提示局部晚期或术后合并高危因素的宫颈腺癌患者可以考虑术后行辅助化疗。因此,对于局部晚期宫颈腺癌或淋巴结转移的患者,可考虑在根治性放化疗或术后辅助放化疗的基础上联合化疗。

三、新辅助化疗

宫颈癌的新辅助化疗可以缩小肿瘤体积、控制微转移病灶,减少放疗对肿瘤周围危及器官的损伤。虽既往研究表明,局部晚期宫颈癌常规进行新辅助化疗并无生存获益,国内外的各大指南对宫颈癌新辅助化疗意见也不统一,FIGO 有条件地推荐新辅助化疗,而 NCCN 一直不推荐进行新辅助化疗。随着新药物的出现,临床上对新辅助化疗还在进行有意义的探索。2023 年 12 月在 *Lancet Oncology*

杂志发布的NACI的Ⅱ期研究结果中，纳入包含腺癌在内的PD-L1阳性的局部晚期宫颈癌患者，进行PD-1联合新辅助化疗后，经系统评估为完全缓解（complete response，CR）或部分缓解（partial response，PR）的患者进行开腹手术及术后辅助治疗，客观缓解率（objective remission rate，ORR）达98%。提示新辅助化疗、新辅助免疫治疗在局部晚期患者中的应用价值。2023年欧洲肿瘤内科学会（European Society for Medical Oncology，ESMO）会议上公布的GCIG INTERLACE的研究，对比了诱导化疗后接受同步放化疗与单纯同步放化疗的疗效，结果表明该方案有望成为局部晚期宫颈癌的新标准方案。近期同时多个小样本研究对新辅助化疗联合手术治疗局部晚期宫颈腺癌的疗效进行了探索，均取得了良好的结果。

新辅助化疗方案常以铂类为基础的联合方案，如顺铂+紫杉醇方案、PVB方案（顺铂+长春新碱+博来霉素）、BIP方案（顺铂+博来霉素+异环磷酰胺+美司钠）等。给药途径包括静脉全身化疗或动脉插管介入化疗。目前最常用的为紫杉醇+顺铂。

四、姑息性化疗

化疗是晚期宫颈癌的主要治疗手段。多项临床研究显示，以顺铂为基础的两药联合方案显著优于顺铂单药。常用的一线化疗方案包括顺铂或卡铂联合紫杉醇、顺铂联合托泊替康、紫杉醇联合托泊替康等。中晚期宫颈癌二线化疗主要采用非铂类单药治疗，包括紫杉醇类药物、托泊替康、长春瑞滨、吉西他滨、培美曲塞、氟尿嘧啶等。

第四节 宫颈腺癌免疫及靶向治疗

近30年来，以免疫检查点抑制剂、抗血管靶向药物和抗体偶联药物为代表的新型药物在宫颈癌的研究中日新月异，多项临床研究均取得了明显的疗效，成为宫颈腺癌治疗中不可或缺的一个重要组成部分。

一、免疫治疗

宫颈癌的免疫治疗主要围绕免疫检查点抑制剂(immune checkpoint inhibitor，ICI)类药物展开。ICI通过阻断免疫检查点信号传递，恢复T细胞功能，诱导免疫细胞的肿瘤杀伤作用。目前已发现10多种免疫检查点，其中研究尤为广泛而深入的是程序性死亡蛋白-1(programmed death-1，PD-1)、程序性死亡蛋白配体-1(programmed death ligand-1，PD-L1)及细胞毒性T淋巴细胞相关抗原4(cytotoxic T lymphocyte-assocated antigen-4，CTLA-4)。

1. PD-1/PD-L1　在宫颈癌细胞和间质炎症细胞中均高度表达，而在正常的子宫颈组织细胞中低表达或不表达，且表达水平随着CIN分级和宫颈癌分期的提高而上调。2021年的一项研究对48例普通型宫颈腺癌和45例HPV非依赖型宫颈腺癌进行PD-L1检测,结果显示约46.7%的HPV非依赖型宫颈腺癌PD-L1呈阳性表达,31.3%的HPV相关型普通型腺癌PD-L1呈阳性表达,但差异无统计学意义,提示PD-1/PD-L1通路可能是HPV非依赖型宫颈腺癌的免疫治疗靶点。多项临床试验包括KEYNOTE-028、KEYNOTE-158和CHECKMATE-358结果均表明PD-1/PD-L1抑制剂在宫颈癌治疗中存在显著的临床应用价值。

2. CTLA-4 **及其抑制剂** CTLA-4是由*CTLA-4*基因编码的一种跨膜蛋白质,表达在活化的$CD4^+$T细胞、$CD8^+$T细胞,与配体CD80(B7-1)和CD86(B7-2)结合。CTLA-4抑制剂伊匹木单抗最早上市,单药治疗效果有限,不良反应较多,在与PD-1抑制剂联合治疗中有一定的前景,可放大后者的抑瘤效应。

帕博利珠单抗联合铂类/紫杉醇 ± 贝伐珠单抗可用于PD-L1 CPS ≥ 1或错配修复基因缺陷(deficient mismatch repair,dMMR)或高肿瘤突变负荷(tumor mutation burden-high,TMB-H)的复发、转移性宫颈癌的一线治疗;帕博利珠单抗单用或联合化疗 ± 贝伐珠单抗用于TMB-H、PD-L1阳性、微卫星高度不稳定性(microsatellite instability-high,MSI-H)/dMMR复发、转移性宫颈癌二线及以上治疗;西米普利单抗、纳武利尤单抗用于治疗PD-L1表达阳性的既往治疗失败的复发/转移宫颈癌患者的治疗;卡度尼利单抗用于治疗既往失败的复发 / 转移性宫颈癌患者。

2023 年 10 月 ESMO 报道了 KEYNOTE-A18 试验结果,研究纳入 1 060 例高危局部晚期宫颈癌,对比同步放化疗联合安慰剂组和同步放化疗联合帕博利珠单抗组,结果提示帕博利珠单抗 + 同步放化疗在 PFS 上显示出统计学显著获益,可改善患者 PFS,OS 有延长趋势,且安全性可控。基于以上研究,2024 年 NCCN 指南新增对Ⅲ~ⅣA 期宫颈癌患者,初始治疗中可将帕博利珠单抗与放化疗联合使用。免疫治疗联合化疗在术前或者放疗前的应用也进行了更多的探索。2024 年发表的新辅助化疗加卡瑞利珠单抗治疗局部晚期宫颈癌(neoadjuvant chemotherapy plus camrelizumab for locally advanced cervical cancer,NACI 研究)评估术前使用 PD-1 联合新辅助化疗后再手术,39.7% 的患者术后病理达到了病理学完全缓解(pathologic complete response,pCR),显示了免疫治疗和新辅助化疗结合在宫颈癌治疗中应用前景。

二、抗血管生成药物

新生血管(neovascularization)在宫颈癌的发生发展中发挥了重要作用,也成为宫颈癌靶向治疗的重要靶点之一。抗血管生成药物的干预可使肿瘤新生血管正常化或降低新生血管密度,从而延缓肿瘤生长甚至杀灭肿瘤,已成为治疗宫颈癌的重要方法。靶向肿瘤血管新生的药物可分为 3 类:靶向血管内皮生长因子(vascular endothelial growth factor, VEGF)及其受体(vascular endothelial growth factor receptor, VEGFR)的大分子单克隆抗体、靶点包括VEGFR的多靶点小分子酪氨酸激酶抑制剂(tyrosine kinase inhibitor, TKI)和重组人血管内皮抑制素。贝伐珠单抗是VEGFR类药物的经典代表,已在我国获批用于晚期、复发和转移性宫颈癌的治疗。

靶点包括VEGFR的多靶点TKI药物如阿帕替尼(apatinib)、安罗替尼(anlotinib)、法米替尼(famitinib)等属于小分子药物。TKIs抗血管新生的效能会更强,但其不良反应也较大分子药物更加显著,这些缺点导致TKIs临床使用剂量受限,并多用于肿瘤后线治疗中。由于贝伐珠单抗对胞内VEGFR通路和其他通路影响较小,故毒性反应较小、患者耐受性高,是目前宫颈癌治疗中最常用的抗血管生成药物。

三、抗体偶联药物

抗体偶联药物(antibody-drug conjugate, ADC)是一类全新的靶向药物,是通过特定的连接子将靶标特异性的单克隆抗体与高杀伤性的细胞毒性药物偶联起来的靶向生物药剂。2000年美国食品药品监督管理局(Food and Drug Administration, FDA)批准首个ADC药物吉妥珠单抗奥唑米星(gemtuzumab ozogamicin)用于治疗复发急性髓性细胞白血病(acute myeloid leukemia, AML),标志着恶性肿瘤靶向治疗ADC时代的开始。近年来,

ADC 药物也开始用于妇科恶性肿瘤的治疗，并且取得了肯定的效果。

1. **维替索妥尤单抗** 维替索妥尤单抗（tisotumab vedotin，TV）是全球首个获批用于治疗复发或转移性宫颈癌的 ADC 药物，2022 年 NCCN 宫颈癌临床实践指南推荐为晚期、复发宫颈癌的治疗药物。该药物由蛋白酶可切割的连接子将靶向组织因子（tissue factor，TF）的人源化 IgG1 抗体与一种微管蛋白抑制剂单甲基奥瑞他汀 E（MMAE）偶联而成。TF 在多种实体瘤中异常表达，可促进肿瘤血管生成、肿瘤生长、血栓形成、转移并且与不良预后相关。研究提示 TF 阳性表达率在宫颈癌中占 94%~100%。目前没有获批的商用 TF 的检测试剂盒，既往研究中通过免疫组化、流式、聚合酶链式反应（polymerase chain reaction，PCR）、蛋白免疫印记（western blotting，WB）检测。1% 的肿瘤细胞被认为阳性表达 TF。

TV 的抗癌机制可能有：① MMAE 介导的细胞毒性：ADC 药物与肿瘤细胞上 TF 结合后，ADC-TF 复合体迅速内化，蛋白水解酶裂解，释放 MMAE，MMAE 破坏分裂活跃的细胞的微管网络，导致细胞周期停滞和细胞凋亡。同时，细胞死亡释放或者 MMAE 扩散到肿瘤微环境，发挥旁观者效应；②抗体 Fc 介导的细胞毒性：TV 介导抗体依赖的细胞吞噬作用和抗体依赖的细胞毒作用；③抑制 TF：FⅦa 复合物介导的细胞内信号转导，进一步增强抗肿瘤作用。

最初的Ⅰ/Ⅱ期 innovaTV 201 研究显示，TV 在子宫颈癌中客观缓解率(objective remission rate of gynecological malignant tumor,ORR)为26.5%;其中鳞状细胞癌为29%;腺癌为16%,中位PFS为4.2个月,6个月PFS率为29%。innovaTV 204/GOG-3023/ENGOT-cx6 Ⅱ期研究中纳入全球多中心既往接受过≤2次全身化疗在治疗期间进展或之后复发或转移性宫颈癌(包括鳞状细胞癌、腺癌或腺鳞癌)患者,ORR为24%,妇科恶性肿瘤疾病控制率(disease control rate of gynecological malignant tumor,DCR)为72%,79%的患者靶病灶较基线减小,中位PFS为4.2个月,中位OS为12.1个月。基于以上研究,2021年9月20日FDA加速批准TV用于复发性或转移性宫颈癌患者。2022年NCCN指南首次推荐TV用于≥2线复发/转移性宫颈癌的治疗,2023年起NCCN指南更新为≥2线复发/转移宫颈癌患者的“首选”推荐之一。奠定了TV作为复发转移性宫颈癌二线治疗新标准的地位。

2. **德曲妥珠单抗** 德曲妥珠单抗(fam-trastuzumab deruxtecan-nxki,DS-8201,T-DXd)是靶向HER2的ADC药物,它由靶向HER2的人源化单抗曲妥珠单抗、酶切肽连接子及新型DNA拓扑异构酶Ⅰ抑制剂偶联而成。FDA于2019年12月批准T-DXd用于HER2阳性乳腺癌患者的后线治疗。2023年6月美国临床肿瘤学会(American Society of Clinical Oncology,ASCO)及2023年10月欧洲肿瘤内科学会(ESMO)分别报告了DESTINY-PanTumor02(DPT-02,NCT04482309)研究的结果,该研究显示T-DXd在宫颈癌等妇科恶性肿瘤 HER2 高表达亚组（IHC 2+ 和 3+）的患者中显示了令人鼓舞的 ORR 和良好的持续缓解能力，并且安全可控。

2024 年 4 月 5 日，FDA 加速批准了 T-DXd 用于既往接受过全身治疗且没有令人满意的替代治疗方案的不可切除或转移性 HER2 阳性［IHC 3+］实体瘤成年患者，2024 NCCN 推荐在 HER2 免疫组化检测 2+ 或 3+ 的 2 线或后线复发宫颈癌患者系统治疗中选用 T-DXd，这就为 HER2 阳性的宫颈癌患者提供了新的治疗方案。

3. **维迪西妥单抗** 维迪西妥单抗（disitamab vedotin，RC48）是靶向 HER2 的抗体通过链接子与细胞毒性药物 MMAE 偶联而成。2023 年 ASC 上报告了 Ⅱ 期 PRaG3（NCT05115500）临床研究结果，在包括宫颈癌、卵巢上皮性肿瘤、输卵管癌、原发性腹膜癌的妇科肿瘤中，ORR 为 66.7%。且 HER2 IHC 1+ 患者与 IHC 2+ 及 3+ 患者反应相似，ORR 分别为 43.8% 和 30.0%，安全性良好。

4. **戈沙妥珠单抗** 戈沙妥珠单抗（sacituzumab govitecan，SG）是一种靶向人滋养层细胞表面糖蛋白抗原 2（Trop2）的 ADC，有效载荷为拓扑异构酶 Ⅰ 抑制剂 SN-38，最早于 2020 年被 FDA 批准用于三阴性乳腺癌的治疗，后来相继获批用于尿路上皮癌、雌激素受体（estrogen receptor，HR）阳性 HER2 阴性乳腺癌。2024 年，美国妇科肿瘤协会（Society of Gynecologic Oncology，SGO）报道了该药治疗中国复发 / 转移性宫颈癌患者 Ⅱ 期 EVER-132-

003 研究的中期结果：18 例患者中，CR 为 0 例，PR 为 9 例，ORR 为 50%，中位 DCR 为 9.2 个月，中位 PFS 为 8.1 个月。

基于以上研究，中国抗癌协会宫颈癌专委会《妇科恶性肿瘤抗体偶联药物临床应用指南（2024 年版）》提出如下推荐。

（1）TV 可用于 2 线或 3 线复发、转移性宫颈鳞状细胞癌、腺癌或腺鳞癌患者的治疗（1 级推荐）。

（2）T-DXd 可用于 HER2 阳性（IHC 3+ 或 2+）的 2 线或 3 线复发转移性宫颈癌患者的治疗（IHC 3+ 为 2A 级推荐，IHC 2+ 为 2B 级推荐）。

（3）RC48 可用于 HER2 表达（IHC 1+、2+、3+）转移性宫颈癌患者的治疗（2B 级推荐）。

（4）SG 是 Trop2 阳性多线复发、转移性宫颈癌患者可选择的药物之一（3 级推荐）。

第五节　宫颈腺癌的治疗流程

宫颈腺癌较鳞状细胞癌预后差，生存期短，对放化疗不敏感，手术策略应更加积极。宫颈腺癌规范化的手术治疗及辅助治疗，尽可能地减少复发是患者获益的关键，同时分子检测、靶向药物治疗及免疫治疗可能成为趋势。

一、宫颈原位腺癌的诊治流程

AIS 也称宫颈高级别腺上皮内瘤变(high-grade cervical glandular intraepithelial neoplasia,HG-CGIN),诊治流程见图 5-1。

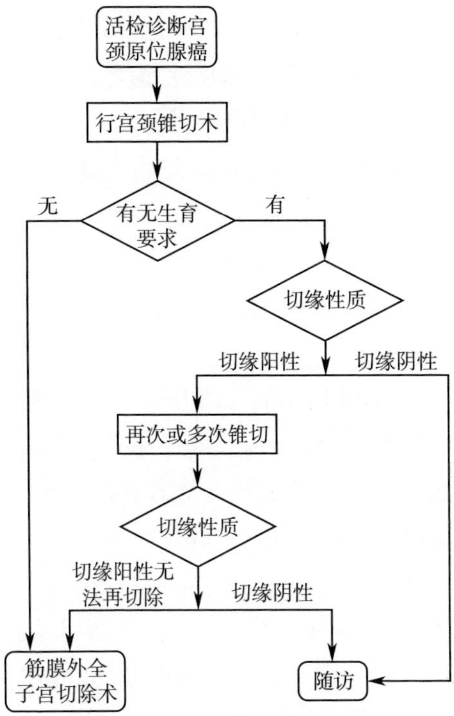

图 5-1 宫颈原位腺癌诊治流程

补充说明如下。

1. 宫颈锥切术是拟诊或已确诊宫颈 AIS 的首选诊断

和 / 或治疗方式。所有经宫颈锥切术诊断或治疗的 AIS 患者,应行子宫颈管取样并充分评估切缘状态。锥切所获得标本深度应至少为 10mm,无生育要求的患者,切除深度可适当增加至 18~20mm。围绝经期患者子宫颈逐渐萎缩,鳞 - 柱交界部内移,AIS 病变容易隐匿于子宫颈管内,绝经后锥切深度应达 20~25mm。然而,绝经后女性往往存在宫颈萎缩,建议术前测量宫颈管长度,避免因过度切除导致严重出血、宫旁损伤等不良后果。

2. 由于宫颈 AIS 病变的多灶性与不连续性,诊断性锥切术不能完全保证病灶彻底清除,即使病理结果提示切缘阴性,也不能绝对排除浸润性病变的可能。因此,子宫切除术是无生育要求宫颈 AIS 患者锥切术后的首选治疗方式。

3. 一般认为锥切术后切缘阳性的定义为宫颈锥切标本切缘可见病变,或切缘与病变的距离<1mm。锥切术后子宫颈切缘状态是术后病变残留的重要预测因素,内切缘阳性是病变残留与术后复发的高危因素。

4. 有强烈保留生育功能意愿的患者,AIS 锥切后术后切缘阳性,可行二次锥切手术。二次锥切切缘阴性>1mm,可保留生育功能;对于二次或多次锥切切缘仍阳性的患者,推荐行筋膜外全子宫切除术或 B 型根治性子宫切除术,同时评估淋巴结状态。美国妇科肿瘤学会宫颈原位腺癌诊断治疗指南提出:AIS 即使切缘阴性,第二次切除标本残留 AIS 的风险高达 20%,切缘阳性则为 53%,确诊为浸润性癌的风险为 2%,切缘阳性则为 6%。因此,对于重复切除仍持续性切缘阳性的患者,鉴于隐匿性浸润癌的风险增加,B 型根治性子宫切除术是可以接受的;若期望保留生育功能,行根治性宫颈切除术是可接受的。

5. 保留生育功能者完成生育后,若持续 HPV 检测阴性,可选择随访或者切除子宫;若在随访过程中,HPV 检测持续阳性,首选在完成生育后进行子宫切除。

6. 可疑妊娠期宫颈 AIS 者,可在阴道镜下多点活检确诊,禁行宫颈管诊刮。若无继续妊娠意愿者,终止妊娠后治疗同非妊娠宫颈 AIS。有保留胎儿意愿的患者,若无临床证据怀疑有浸润性腺癌,应每 3 个月行阴道镜检查。产后 6~8 周行锥切手术以进一步明确诊断。高度怀疑有浸润癌者,妊娠期间可行宫颈锥切术,手术的目的不是治疗而是明确病理诊断,排除浸润癌。宫颈锥切术的最佳时间为孕 14~20 周,同时行宫颈环扎术,以期延长孕周、降低早产率、剖宫产率与新生儿低体重率。若病理确诊为浸润性腺癌,则应根据临床分期、肿瘤大小、继续妊娠意愿与孕周等实际情况进行个体化治疗。

二、Ⅰ期与Ⅱ期宫颈腺癌的治疗程序

早期普通型宫颈腺癌(ⅠA~ⅡA 期)手术指征及方案同宫颈鳞状细胞癌。但宫颈腺癌根治性手术疗效优于单纯放疗,包括狭义的局部晚期患者(ⅠB3 及ⅡA2 期)。

（一）ⅠA1~ⅠB1 期宫颈腺癌的治疗

1. ⅠA1 期无淋巴脉管间隙浸润

(1) 保留生育功能：先行锥切术。如切缘阴性且有至少>1mm 的阴性切缘距离，术后可随访观察。如切缘阳性，建议行再次锥切或行子宫颈切除术。

(2) 不保留生育功能：先行锥切诊断。切缘阴性并有手术禁忌证者，可观察随访。无手术禁忌证者建议行筋膜外全子宫切除术。切缘阳性者最好再次锥切以评估浸润深度排除ⅠA2 或ⅠB1 期。不再次行锥切直接手术者，切缘为子宫颈高度上皮内病变行筋膜外全子宫切除，切缘为癌者行 B 型根治性子宫切除术 + 盆腔淋巴结切除术，可考虑行前哨淋巴结显像。

宫颈腺癌ⅠA1 期诊治流程见图 5-2。

2. 经锥切术确诊的ⅠA2~ⅠB1 期

(1) 保留生育功能：满足下列所有条件者即 ConCerv 标准可行锥切术：①无 LVSI；②切缘阴性；③普通类型腺癌（G1 或 G2）；④肿瘤直径 ≤2cm；⑤浸润深度 ≤10mm；⑥影像学检查无其他部位转移。锥切阴性切缘>1mm 者可补充盆腔淋巴结切除（或前哨淋巴结显像）；阴性切缘未达 1mm 者再次锥切，阴性切缘至少达 1mm+盆腔淋巴结切除术（或前哨淋巴结显像）。

(2) 不保留生育功能：满足全部 ConCerv 标准者可行筋膜外子宫切除术 + 盆腔淋巴结切除术（或前哨淋巴结显像）。

ⅠA2 和ⅠB1 期诊治流程见图 5-3。

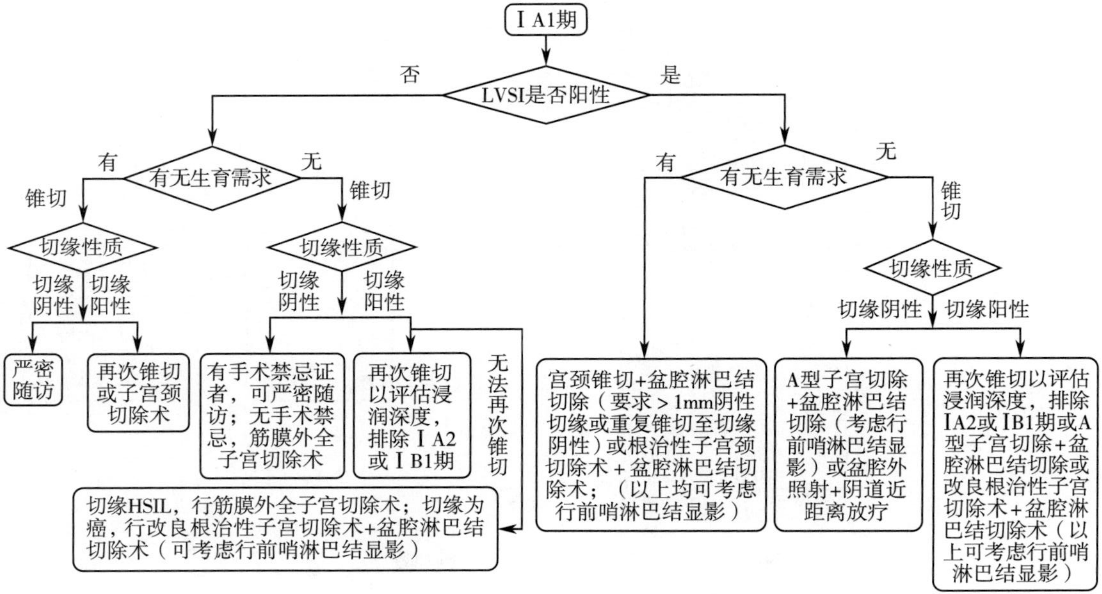

图 5-2 宫颈腺癌 I A1 期诊治流程

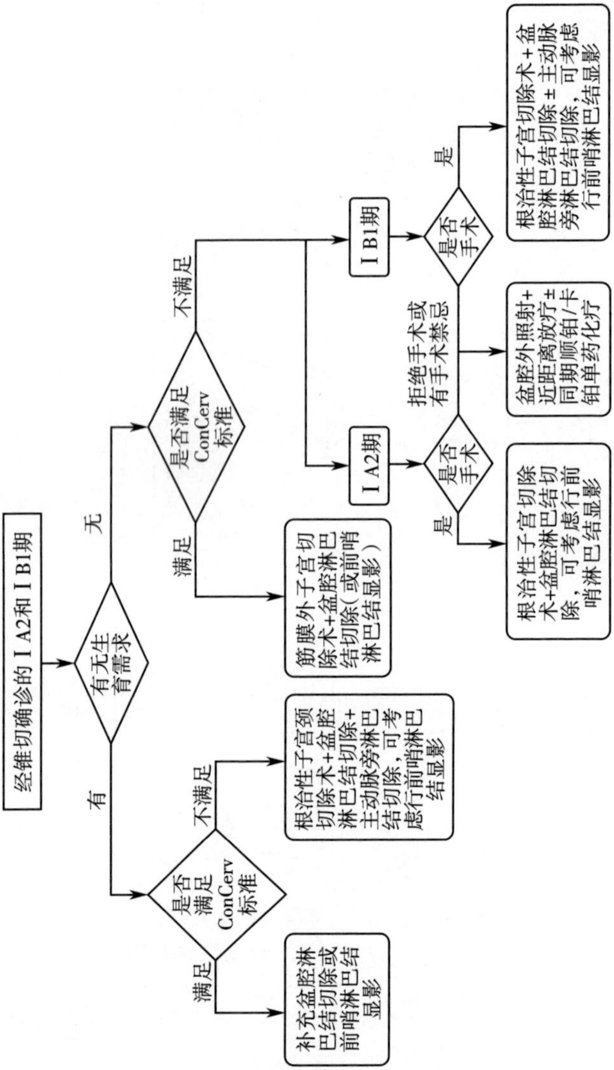

图 5-3 I A2 和 I B1 期诊治流程

补充说明如下。

(1) Ⅰ A1 期和Ⅰ A2 期诊断均需宫颈锥切标本确诊。最好是完整标本，且至少 1mm 的阴性切缘，首选宫颈冷刀锥切术，LEEP 只要获得充分的切缘也可选择，需要同时行宫颈管搔刮术。宫颈锥切术的要求同 AIS 锥切术的要求。

(2) 满足 ConCerv 标准，即：①无 LVSI；②切缘阴性；③普通类型腺癌（G1 或 G2)；④肿瘤直径 ≤ 2cm；⑤浸润深度 ≤ 10mm；⑥影像学检查无其他部位转移。满足该标准需是宫颈锥切标本，而且以上六个标准要全部满足。尽管 2024 年 NCCN 指南推荐了满足 ConCerv 标准的低危型宫颈癌新手术方案，但在临床应用时仍需慎重，特别是对于没有生育要求的宫颈腺癌患者，该术式的优劣性医生和患者均需认真权衡。

(3) Ⅰ A1 期伴有 LVSI 阳性和Ⅰ A2 期，若选择保留生育功能的宫颈锥切术 + 腹腔镜下盆腔淋巴结切除术，锥切切缘至少有 1mm 的阴性距离，若切缘阳性，可再次行锥切术达到切缘 1mm 阴性或行宫颈切除术。

(4) 对于肉眼可见的外生型、经活检确诊的Ⅰ B 期患者，建议行广泛宫颈切除术（有生育要求）或广泛子宫切除术（无生育要求）+ 盆腔淋巴结切除术（可考虑 SLN 显像)。

(5) 保留生育功能原则上推荐选择肿瘤直径 ≤ 2cm 者，可选择经阴道或经腹或机器人根治性子宫颈切除术。肿瘤直径为 2~4cm 者，推荐行经腹根治性子宫颈切除术。

(6) 以上任何期别，存在手术禁忌证或拒绝手术者可选择放疗。

3. ⅠA1 期伴淋巴脉管间隙浸润和部分ⅠA2 期

(1)保留生育功能:可选择:①根治性子宫颈切除术+盆腔淋巴结切除术,可考虑行前哨淋巴结显像;②宫颈锥切+盆腔淋巴结切除,可考虑行前哨淋巴结显像。锥切切缘至少达 1mm 阴性者术后随访观察。切缘阳性者,再次锥切达切缘至少 1mm 阴性或行子宫颈切除术。

(2)不保留生育功能:①行 B 型根治性子宫切除术+盆腔淋巴结切除术,可考虑行前哨淋巴结显像;②有手术禁忌证或拒绝手术者,可行盆腔外照射+阴道近距离放疗,ⅠA2 期伴淋巴脉管间隙浸润可考虑在盆腔外照射同时顺铂(不能耐受顺铂用卡铂)单药同期放化疗。

4. 不符合全部 ConCerv 标准的ⅠB1 和选择性ⅠB2 期

(1)保留生育功能:根治性子宫颈切除术+盆腔淋巴结切除术 ± 腹主动脉旁淋巴结切除术,可考虑行前哨淋巴结显像。保留生育功能原则上推荐选择肿瘤直径≤2cm 者,可选择经阴道或经腹或机器人根治性子宫颈切除术。肿瘤直径为 2~4cm 者,推荐行经腹根治性子宫颈切除术。

(2)不保留生育功能:不符合全部 ConCerv 标准的ⅠB1 期和ⅠB2 期可选择:①根治性子宫切除术+盆腔淋巴结切除术 ± 腹主动脉旁淋巴结切除术,可考虑行前哨淋巴结显像(首选肿瘤直径<2cm);②有手术禁忌证或拒绝手术者,行盆腔外照射(± 同时顺铂单药同期化疗,不能耐受顺铂者用卡铂)+阴道近距离放疗。

（二）ⅠB2/ⅡA1 及 ⅠB3/ⅡA2 期宫颈腺癌的治疗

1. ⅠB2/ⅡA1 期的治疗

(1) 部分选择性的ⅠB2 期可行保留生育功能手术，手术方式为根治性宫颈切除术 + 盆腔淋巴结切除术(或者 SLN)，手术方式建议开腹。

(2) 不保留生育功能的治疗可选择：①盆腔外照射 + 含铂同期化疗 + 近距离放疗；②根治性子宫切除术 + 盆腔淋巴结切除术 ± 腹主动脉旁淋巴结切除术。

2. ⅠB3/ⅡA2 期的治疗

(1) 盆腔外照射 + 含铂同期化疗 + 近距离放疗。

(2) 根治性子宫切除术 + 盆腔淋巴结切除 ± 腹主动脉旁淋巴结切除。

(3) 盆腔外照射 + 含铂同期化疗 + 阴道近距离放疗 + 子宫切除术(适用于放疗效果不佳、子宫颈病灶太大超出近距离放疗覆盖范围)。

ⅠB2～ⅡA2 期宫颈腺癌诊治流程见图 5-4。

补充说明如下。

(1) 对于局部晚期的宫颈癌，新辅助化疗序贯手术的治疗方案仍存在争议，数据显示，新辅助化疗与单纯手术相比未能改善患者的生存期，但可能通过减少肿瘤大小和转移来减少对辅助放疗的需求，对 OS 无获益。但目前随着新药物的出现，很多临床研究在局部晚期宫颈癌新辅助化疗方面继续进行有意义的探索。2023 年 12 月在 *Lancet Oncology* 杂志发布的 NACI 的Ⅱ期研究结果中，纳入包含

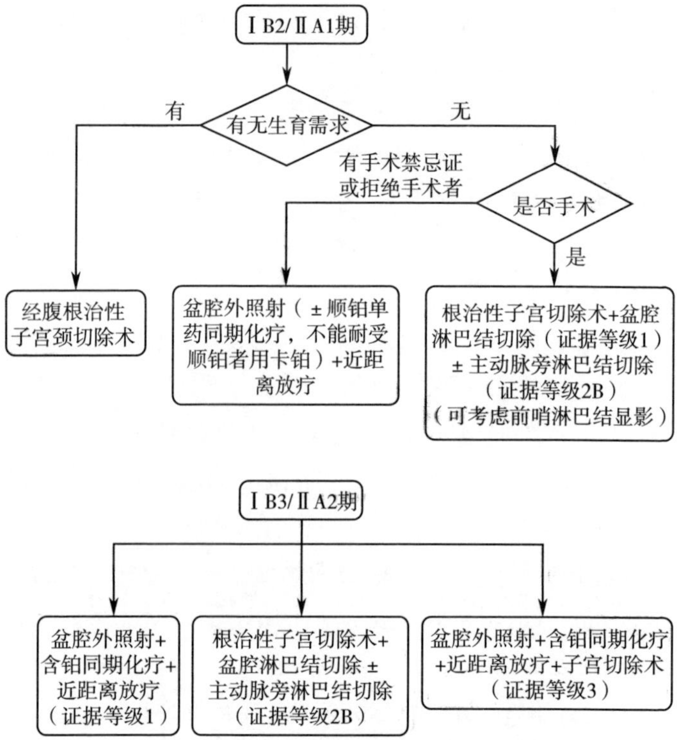

图 5-4　ⅠB2～ⅡA2 期宫颈腺癌诊治流程

腺癌(58/100)在内的 PD-L1 阳性的局部晚期宫颈癌患者，进行了 PD-1 联合新辅助化疗后，经系统评估为 CR 或 PR 的患者进行开腹手术及术后辅助治疗，ORR 达 98%。提示新辅助化疗、新辅助免疫治疗在局部晚期患者中应用的价值。2023 年 ESMO 会议上公布的 GCIG INTERLACE 的研究，对比了诱导化疗后接受同步放化疗与单纯同步放化疗的疗效，结果表明该方案有望成为局部晚期宫颈癌的新标准方案。

(2)由于宫颈腺癌的病理类型对放化疗不敏感，更应该重视手术在治疗宫颈腺癌的价值。日本一项纳入1 932例ⅠB2~ⅡB期宫颈腺癌回顾性研究发现，手术组的OS明显高于放疗组，说明手术切除病灶对患者生存获益较鳞状细胞癌明显，新辅助化疗有可能增加手术切除率，从而改善预后。2017年另外一项研究入组了2 773例ⅠB~ⅡA期宫颈腺癌患者，其中手术治疗组1 816例，手术+放疗组795例，单纯放疗组162例，亚组分析结果显示：在肿瘤直径≤4cm的宫颈腺癌患者中，接受初次手术的患者生存率明显高于其他两组；接受手术+放疗的患者的生存期优于仅接受放疗的患者，认为手术是早期宫颈腺癌的最佳局部治疗方式。

(3)同步放化疗后，宫颈局部残留活性肿瘤组织的情况下，可以行全子宫切除术。一项研究纳入了55例局部晚期宫颈腺癌患者的研究显示与标准治疗相比，同步放化疗后辅助子宫切除术可改善局部晚期宫颈腺癌患者的生存结果，筋膜外子宫切除术足以达到减瘤的目的。同时，国内研究提示，对于ⅠB2~ⅡB期新辅助化疗后序贯手术的患者，术后辅助化疗可获得OS提升，还可保留部分卵巢内分泌功能。因此，对于局部晚期的宫颈腺癌，是否行新辅助化疗，可综合考虑慎重选择。

三、ⅡB~ⅣB 期宫颈腺癌的治疗

可选择影像学分期或手术分期。

(一) 影像学分期

淋巴结阴性者行盆腔外照射 + 含铂同期化疗 + 近距离放疗;若 CT、MRI 和 / 或 PET/CT 提示盆腔淋巴结阳性 / 主动脉旁淋巴结阴性,即ⅢC1r 者,可选择:①盆腔外照射 + 近距离放疗 + 含铂同期化疗 ± 腹主动脉旁淋巴结放疗;②腹主动脉旁淋巴结手术分期,阴性者即ⅢC1p 行盆腔外照射 + 含铂同期化疗 + 近距离放疗;腹主动脉旁淋巴结阳性者即ⅢC2p 期,行延伸野放疗 + 含铂同期化疗 + 近距离放疗。影像学检查发现盆腔淋巴结和主动脉旁淋巴结均阳性即ⅢC2r 者,行延伸野放疗 + 含铂同期化疗 + 近距离放疗。影像学检查发现有远处转移并有临床指征经活检证实转移者,行全身治疗 ± 个体化放疗。远处转移局限于锁骨上淋巴结者,可以选择根治性治疗。如果原发灶已被控制,转移灶为 1~5 个者可考虑立体定向放疗。

(二) 手术分期

指切除腹膜后淋巴结,病理提示:①淋巴结阴性者,行盆腔外照射 + 含铂同期化疗 + 近距离放疗;②盆腔淋巴结阳性、腹主动脉旁淋巴结阴性即ⅢC1p 期,行盆腔外照射 + 含铂同期化疗 + 近距离放疗;ⅢC2p 期即腹主动脉旁淋巴结阳性者,需根据临床指征补充进一步的影像学检查以排除更广泛的转移。无远处转移者行延伸野外照射 + 含铂同

期化疗 + 近距离放疗。有更远处转移者在可疑处活检，活检阴性者行延伸野外照射 + 含铂同期化疗 + 近距离放疗，活检阳性者行全身治疗 ± 个体化放疗。

ⅣB 期或远处转移的患者，若适合局部治疗，可考虑局部切除 ± 个体化放疗，或局部消融治疗 ± 个体化放疗，或个体化放疗 ± 全身系统治疗，也可考虑辅助性系统性治疗；不适合局部治疗者可行全身系统性治疗或支持治疗。

ⅡB～ⅣB 期宫颈腺癌的诊治流程见图 5-5。

四、早期宫颈腺癌术后辅助治疗的选择

（一）高危因素

宫颈癌术后高危因素包括淋巴结转移、宫旁浸润和切缘阳性，腺癌和鳞状细胞癌的处置无差别。若存在任何一项高危因素，均推荐进一步行影像学检查排除其他部位甚至远处转移后，补充盆腔外照射 + 含铂方案同期化疗 ± 阴道近距离放疗。

（二）中危因素

宫颈癌术后中危因素除按照“Sedlis 标准”（即间质浸润深度、LVSI、原发肿瘤大小）外，还需考虑其他风险因素，包括肿瘤组织学（腺癌成分）、手术切缘阳性或肿瘤临近切缘。“Sedlis 标准”主要针对鳞状细胞癌，腺癌或腺鳞癌患者术后补充治疗建议参照“四因素模型”，包括：①肿瘤直径 ≥3cm；②子宫颈间质浸润外 1/3；③伴有 LVSI；④腺癌 / 腺鳞癌。如果有 2 个以上的危险因素，推荐盆腔外照射 + 含铂同期化疗 ± 阴道内近距离放疗。

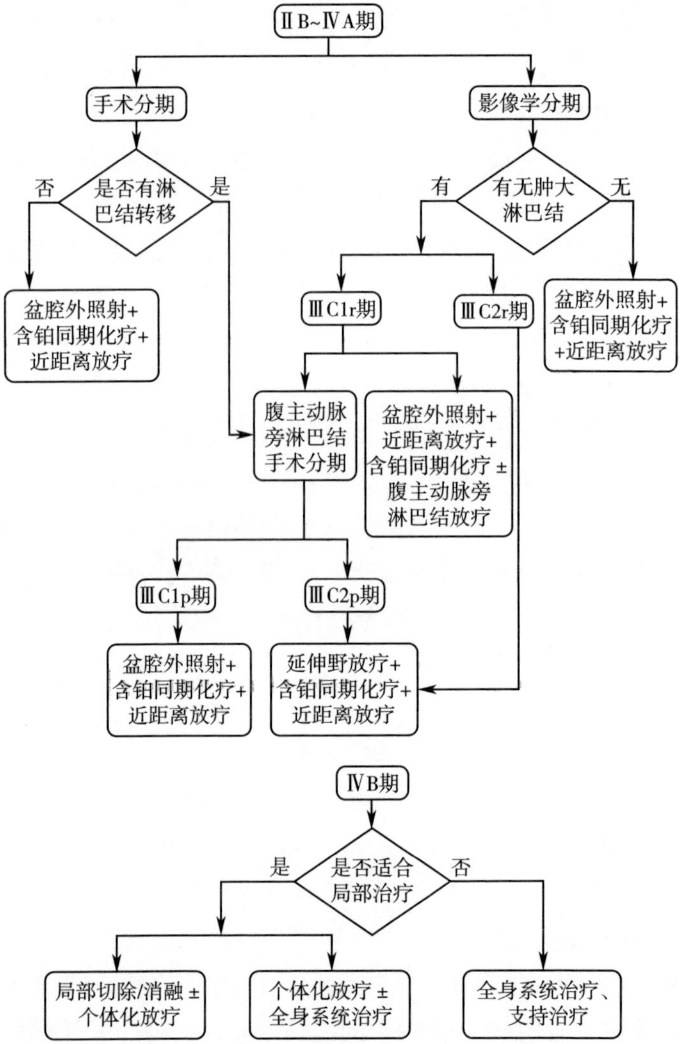

图 5-5 ⅡB~ⅣB 期宫颈腺癌的诊治流程

（三）辅助化疗

宫颈腺癌患者的预后较鳞状细胞癌差，放疗敏感性低，容易出现远处转移，术后放化疗后序贯化疗或术后化疗能否带来生存获益，目前还存在争议。有研究显示，宫颈腺癌术后辅助化疗组的 PFS 显著优于术后放疗或同步放化疗组，提示局部晚期或术后合并高危因素的宫颈腺癌患者可以考虑术后行辅助化疗。我国的一项Ⅲ期随机对照临床试验 STARS（*n*=1 048）发现序贯放化疗（联合化疗 + 放疗 + 联合化疗）3 年无病生存率显著高于单纯放疗组和同期放化疗组。另外，国内开展的早期宫颈癌术后辅助化疗代替术后同期放化疗的大规模多中心临床研究，对于存在危险病理因素的ⅠB~ⅡA 期宫颈癌患者，术后采用紫杉醇 + 顺铂的化疗方案 3~6 个疗程，对比同期放化疗，结果显示，早期宫颈癌患者术后辅助化疗效果不劣于术后同期放化疗。对于年轻保留卵巢的患者，化疗可最大限度地保留卵巢功能，获得更好的生活质量。因此，对于宫颈腺癌术后辅助治疗采用序贯放化疗或单纯化疗是一个可选择的治疗方案。

第六节 特殊病理类型宫颈腺癌的治疗

根据第 5 版 WHO 女性生殖器官肿瘤分类，宫颈腺癌除普通型腺癌外，还包括如胃型、透明细胞型和中肾型腺癌、浸润性复层产黏液的癌等特殊类型腺癌。临床处理原则与常见普通型宫颈鳞状细胞癌、腺癌基本一致，但也略有不同，分述如下。

一、宫颈胃型腺癌的治疗

宫颈胃型腺癌（gastric-type endocervical adenocarcinoma，G-EAC）是HPV非依赖型宫颈腺癌中最常见的类型，侵袭性高，易转移。治疗以联合治疗为主：宫颈胃型腺癌与宫颈普通型腺癌的预后截然不同，侵袭性更强，患者确诊时多处于中晚期，容易侵犯淋巴脉管和神经，发生远处转移；对放化疗敏感度较差，易耐药，预后差。因此，宫颈胃型腺癌的治疗具有其特殊性，目前尚无宫颈胃型腺癌的治疗标准。

（一）初始治疗

1. 早期宫颈胃型腺癌的治疗 早期宫颈胃型腺癌患者，首先选择手术治疗。任何期别的宫颈胃型腺癌都不建议保留卵巢和生育功能。术中应对盆腹腔进行细致全面的探查，手术可行根治性子宫切除术+盆腔淋巴结切除术±腹主动脉旁淋巴结切除术，同时应切除双侧附件、大网膜、阑尾及盆腹腔内转移病变。术后治疗根据术中情况及术后病理诊断决定术后辅助治疗方法的选择，高、中危因素的处理同普通型宫颈腺癌。鉴于宫颈胃型腺癌恶性程度高，易发生远处转移，建议适当放宽术后放化疗指征，但是否应将宫颈胃型腺癌这种特殊的组织学类型作为术后辅助治疗的独立高危因素，有待进一步研究确认。建议参照“四因素模型”，将宫颈胃型腺癌作为一个中危因素。另外，在目前缺乏标准治疗方法的情况下，推荐无论首选手术或放疗，所有患者均建议补充化疗。化疗方案参照卵巢癌的化疗方案，如紫杉醇与铂类药物或奥沙利铂加卡培他滨联合治疗。

2. **中、晚期宫颈胃型腺癌的治疗** 由于宫颈胃型腺癌具有早期即发生卵巢、盆腔转移的临床特征，并且其对放疗不敏感，因此对于已经发生盆腹腔转移，但子宫颈局部为早期且盆腹腔病灶可以切除的宫颈胃型腺癌患者，建议仍然选择行肿瘤细胞减灭术，尽量切除肉眼可见病灶，术后辅助放化疗，以提高治疗效果。

3. **局部晚期宫颈胃型腺癌的治疗** 建议行放化疗；合并盆腔包块者，可行盆腔包块切除术，术后行放化疗。

(二) 复发后的治疗

宫颈胃型腺癌对化疗的缓解率比宫颈普通型腺癌低，放疗的缓解率更低，对放化疗的敏感性差。对于复发后的患者，在全身综合治疗的基础上，建议适当放宽肿瘤细胞减灭术的切除指征。

(三) 靶向和免疫治疗

免疫和靶向治疗在晚期和复发性宫颈癌的治疗中已取得了重要的进展，但由于宫颈胃型腺癌较为罕见，临床研究中相关数据极少，尚无指南推荐。由于该病的高度恶性和对放化疗不敏感，靶向和免疫或许可以成为治疗的选择之一。因此，对于高肿瘤突变负荷（tumor mutation burden-high，TMB-H）或 PD-L1 CPS ≥ 1 或微卫星高度不稳定性（microsatellite instability-high，MSI-H）/ 错配修复基因缺陷(deficient mismatch repair,dMMR)的复发或转移的宫颈胃型腺癌患者,在充分知情同意后可考虑行免疫检查点抑制剂治疗。此外,有研究结果显示,与其他宫颈腺癌相比,宫颈胃型腺癌中更常见人类表皮生长因子受体-2(human epidermal growth factor receptor-2,HER2)扩增,且多见于有卵巢转移和分期较晚的患者,HER2在宫颈胃型腺癌中的过表达和扩增与更差的PFS相关。这提示抗HER2单克隆抗体,如曲妥珠单抗和靶向HER2的ADC,如德曲妥珠单抗(T-DXd)、维迪西妥单抗(RC-48)等,或许对宫颈胃型腺癌是有效的,这可能是治疗宫颈胃型腺癌的潜在靶点之一。国内刘从容教授报道在宫颈胃型腺癌患者中,claudin 18.2(CLDN 18.2)几乎100%阳性,已有多个靶向claudin 18.2的ADC药物正在进行临床试验。其中,利妥昔单抗已在日本和韩国上市,获批用于胃癌的治疗。今后应以探索更多的针对分子病理特征的靶向治疗为方向,并鼓励参加临床试验,可能有望改善该病的预后。

(四)前驱病变的管理和治疗

宫颈胃型腺癌的前驱病变包括小叶状宫颈内膜腺体增生(lobular endocervical glandular hyperplasia,LEGH)、非典型LEGH、宫颈胃型原位腺癌和黑斑息肉综合征(Peutz-Jeghers syndrome,PJS),须重视其管理。对于LEGH,可根据患者年龄和生育状况,选择宫颈锥切术、子宫全切除术或者密切随访;而非典型LEGH建议行子宫全切除术。PJS与宫颈胃型腺癌关系密切,应重视对PJS患者的随访管理。

二、宫颈透明细胞癌的治疗

宫颈透明细胞癌(clear cell adenocarcinoma of the cervix, CCAC)是宫颈癌的特殊病理类型之一,具有早期诊断困难、放化疗相对不敏感的特点。由于患病率较低,目前国际、国内缺乏多中心、大样本研究,故在治疗上的选择更多参照宫颈腺癌的治疗。国内卢淮武等报道基于宫颈腺癌的治疗模式,宫颈透明细胞癌患者推荐采用个体化综合治疗,早期以手术治疗为主,中晚期以放疗为主,化疗用于手术和放疗的辅助治疗及晚期复发性宫颈透明细胞癌的治疗,必要时联用免疫治疗和靶向治疗。

(一) 初始治疗

1. **手术指征** 由于宫颈透明细胞癌对放疗相对不敏感,手术指征建议比普通型腺癌更宽,除ⅠA1~ⅠB2期、ⅡA期首选手术治疗外,ⅠB3期和部分ⅡB期也可选择性考虑手术治疗。主要术式为根治性子宫切除术+盆腔淋巴结切除术 ± 腹主动脉旁淋巴结切除术。宫颈透明细胞癌术后应评估预后中高危因素,必要时补充辅助治疗。

2. **放射治疗** 目前缺乏宫颈透明细胞癌对放疗敏感性的具体证据。宫颈透明细胞癌属于宫颈腺癌,相对于鳞状细胞癌而言,宫颈腺癌对放疗敏感性较低,但仍然属于放疗中度敏感肿瘤,放疗仍然是中晚期宫颈腺癌患者的主要治疗手段。针对宫颈透明细胞癌患者的放疗指征和放疗方法推荐参照普通型宫颈腺癌处理。

3. **保留生育功能** 由于宫颈透明细胞癌罕见，缺乏数据支持，目前宫颈透明细胞癌能否行保留生育功能手术尚未形成共识。由于宫颈透明细胞癌发病呈双峰模式，其中年轻患者平均发病年龄为19岁，因此，对保留生育功能需求比其他类型宫颈腺癌更高。但最近发表的《ESGO、ESHRE、ESGE宫颈癌、卵巢癌和交界性卵巢肿瘤患者保留生育功能治疗和随访指南》基于低级别证据不推荐宫颈透明细胞癌患者保留生育功能。故对宫颈透明细胞癌患者保留生育功能要非常谨慎，原则上不宜保留生育功能。

4. **保留卵巢** 有研究表明，早期宫颈透明细胞癌手术患者是否保留卵巢对复发和生存并无直接联系。宫颈透明细胞癌患者，若符合宫颈腺癌保留卵巢条件者，可经详细评估后谨慎选择性保留卵巢。

5. **新辅助化疗** 由于宫颈透明细胞癌对化疗不敏感，不建议进行术前或放疗前的新辅助化疗。

（二）复发后的治疗

1. **治疗原则** 目前宫颈透明细胞癌复发后治疗经验较少，可参照宫颈普通型腺癌治疗。

2. **全身治疗** 复发/转移宫颈透明细胞癌患者的一线系统治疗以化疗为基础，联合靶向、免疫治疗。一线单药化疗方案同普通型宫颈腺癌，可联合贝伐珠单抗以及帕博利珠单抗；二线系统治疗为单药治疗或未使用过的一线治疗方案，可选用免疫检查点抑制剂、如帕博利珠单抗（TMB-H

或 PD-L1 CPS ≥1 或 MSI-H/dMMR)、替索单抗;PD-L1 CPS ≥1 时还可使用纳武单抗;或根据靶点选择合适的 ADC 类药物等。鼓励晚期复发患者参加临床试验。

三、宫颈中肾型腺癌的治疗

宫颈中肾型腺癌(mesonephric adenocarcinoma,MA)在宫颈癌中患病率不足 1%,非常罕见,现发表的文献多为病例报道。目前,宫颈中肾型腺癌没有标准的治疗方法和指南推荐。根据肿瘤的位置,通常采用手术治疗结合放射治疗。宫颈中肾型腺癌通常有 *KRAS* 突变,2/3 有染色质重塑基因(*ARID1A*/*ARID1B* 或 *SMARCA4*)突变,1/3 有 *BOCOR*/*BCORL1* 突变,少数有 *TP53* 突变和 *CTNNB1* 突变,根据基因检测进行相应的靶向治疗可能是其治疗方向。

第七节 宫颈腺癌特殊情况的处理

意外发现的宫颈腺癌和妊娠合并宫颈腺癌属于宫颈腺癌处理中的特殊情况,由于宫颈腺癌位置特殊,因子宫良性疾病或 AIS 而行简单子宫切除术,术后病理发现浸润性宫颈腺癌的病例时有发生,应根据期别、是否有放化疗危险因素,以及患者的年龄、术者的手术经验综合判断处理;妊娠合并宫颈腺癌的处理原则同宫颈鳞状细胞癌。

一、意外发现的宫颈腺癌的处理

（一）定义

意外发现的宫颈癌（unexpected discovery of cervical cancer，UDCC）指术前诊断为子宫良性疾病或 HSIL 而行简单子宫切除术，术后病理发现有子宫颈浸润癌。包括：①术前诊断为 CIN3 级，未经宫颈锥切术确诊而直接行全子宫切除术，术后组织病理学检查发现为浸润性宫颈癌；②因其他子宫良性疾病行全子宫切除术时，术前未进行宫颈癌筛查，术后组织病理学检查发现浸润性宫颈癌。

（二）发生率

文献报道，意外发现的宫颈癌发生率占浸润性宫颈癌的 3.5%~10.7%。宫颈腺癌由于其发病位置的特殊性，即使已行宫颈锥切，也有出现意外发现的宫颈癌的可能性。美国妇科肿瘤学会宫颈原位腺癌诊断治疗指南提出：AIS 即使切缘阴性，第二次切除标本残留 AIS 的风险高达 20%，切缘阳性者则为 53%，确诊为浸润癌的风险为 2%，若切缘阳性则为 6%。因此，对于重复锥切仍持续性切缘阳性的患者，隐匿性浸润癌的风险明显高于鳞状细胞癌。故建议，针对这些患者，在子宫切除时可考虑采用 B 型根治性子宫切除术。

（三）治疗前评估

对于意外发现的宫颈腺癌，需先做盆腔和腹部 CT 或

MRI 扫描和胸部 X 线检查，如有必要，行全身 PET/CT 检查以估计疾病的范围。若无全身其他部位的转移，先对已切除的子宫标本进行病理会诊，按肿瘤浸润深度和扩散范围进行 FIGO 分期，然后根据分期进行相应的处理。包括随访观察、再次手术或放疗。

（四）补充治疗方法选择

对于无中、高危因素的意外发现的宫颈癌，补充放疗和手术均是可选择的治疗方法。迄今为止，尚无对意外发现的宫颈癌进行放疗与手术治疗的大样本、随机对照试验。一些回顾性文献表明，意外发现的宫颈癌再次手术与放疗相比，肿瘤预后更好，生存质量也更高。

首先，从肿瘤结局看，Wang 等报道补充放疗组的意外发现的宫颈癌患者相比于观察组其生存率更高（84.5% *vs.* 81.2%），而补充放疗组却不能与根治性手术组的宫颈癌患者达到相同的水平（73.2% *vs.* 77.9%），根治性手术可以提高患者生存率。Narducci 等对意外发现的宫颈癌患者补充手术及补充放化疗进行对比，补充手术组的 5 年生存率高于放化疗组（100% *vs.* 77%）。其次，放疗对患者生活质量的影响比较大，Yang 等对早期年轻宫颈癌患者放疗与不放疗进行生活质量对比，放疗明显影响患者的性生活及生活质量，主要为身体功能、情绪功能、便秘、财务和健康状况。尽管补充手术使患者再次承担手术风险，如麻醉意外、术后疼痛、出血、脏器损伤、淋巴管漏、生殖道瘘等各种并发症，但这些并发症在短期内经处理后可以恢复，而放疗的并发症却是严重的甚至是不可逆的，尤其对于年轻早期患者，放疗对于性生活的影响较手术更大。再次，放疗对卵巢具有破坏作用，卵巢功能受损可能导致年轻患者产生围绝经期改变，甚至绝经，这将严重影响患者生活质量。若为了保护卵巢而减少放疗剂量或对卵巢区域进行遮挡，则有可能发生放疗剂量不足或放疗靶区不到位的情况。而对于宫颈病理无中、高因素不需补充放疗的年轻患者，术中可保留卵巢，避免了放疗对卵巢功能的受损。

综上所述，如果患者年轻，为早期病变，符合宫颈腺癌保留卵巢功能的条件，若补充治疗选择放疗，卵巢及阴道功能均会受损，严重影响患者后续的生活质量。对于宫颈无中、高危因素，尤其是绝经前的患者，建议在术者具备熟练手术技术条件下，首选宫旁广泛切除术 + 阴道上段切除术 + 盆腔淋巴结切除术，以保留卵巢及阴道功能，避免放疗带来的不可逆的损伤。

（五）宫旁广泛切除术

宫旁广泛切除术由 Daniel 和 Brunschwig 在 1961 年共同提出，包括宫旁广泛切除术和阴道上段切除术。切除范围包括主韧带、子宫骶韧带、阴道断端及阴道上段，多数需同时切除盆腔淋巴结，必要时行主动脉旁淋巴结取样和卵巢移位。由于首次手术使盆腔解剖失去正常结构，意外发现的宫颈癌后的再次手术难度相对较大，盆腔粘连常导致周围脏器误伤。一般来说，之前全子宫切除术对腹膜后解剖结构干扰较小，对盆腔淋巴结切除术影响不大，按照常规操作即可；实施宫旁广泛切除术时，因其子宫已被切除，阴道残端有膀胱及直肠腹膜覆盖，前次手术造成的粘连使解剖关系改变，加上炎症与感染导致膀胱阴道间隙与直肠阴道间隙粘连，层次不清，及输尿管隧道解剖关系改变，分离时易导致出血或周围脏器损伤，另外手术过程中无子宫可牵拉等因素，使得意外发现的宫颈癌的宫旁广泛切除术较广泛性子宫切除术难度大。建议该术式由经验丰富、技术娴熟的医师进行，以减少和避免意外损伤。

(六) 处理原则

意外发现的宫颈腺癌的处理，建议：①若为ⅠA1期且无淋巴管浸润，不需进一步处理，可严密观察随访。②ⅠA2和ⅠB1期符合ConCerv标准者：可选择仅补做盆腔淋巴结切除，术后淋巴结阴性且无残余病灶者可观察；术后淋巴结阳性者，补充盆腔外照射 ± 含顺铂的同期化疗。因为在ConCerv研究中，该组患者术后复发率高达12.5%，专家组认为保守性手术并不适合意外发现的宫颈腺癌患者，建议按以下③处理。③ⅠA1期有淋巴管浸润、ⅠA2及ⅠB1期以上不符合ConCerv标准者，若切缘阴性且影像学检查未见残存肿瘤，可选择盆腔体外及腔内放疗 ± 同步化疗，或行广泛性宫旁组织切除术 + 阴道上段切除术 + 盆腔淋巴结切除术 ± 腹主动脉旁淋巴结切除术或取样，年龄>45岁或宫颈有中、高危因素者，同时切除卵巢。术后淋巴结阴性且无残余病灶者可观察；术后淋巴结或切缘或宫旁阳性者，建议行盆腔外照射 ± 含顺铂的同期化疗。

这类患者若不进行补充治疗，复发率超过 60%，5 年生存率<50%。故对于多数意外发现的宫颈腺癌患者，需进行补充治疗。

（七）诊治流程

意外发现的宫颈腺癌诊治流程同鳞状细胞癌，见图 5-6。

补充说明如下。

1. 在 ConCerv 研究中意外发现的宫颈癌患者未行根治性手术，仅补充盆腔淋巴结评估，复发率高达 12.5%，因此对于ⅠA2~ⅠB1 期的患者，尽管符合 ConCerv 标准，仍然建议采用广泛性宫旁组织切除术和阴道上段切除术。

2. 宫颈胃型腺癌术前诊断率低，易漏诊，对放化疗敏感性差，对于有手术指征的意外发现的宫颈胃型腺癌应首选手术治疗，同时按推荐的手术范围。

3. 宫颈胃型腺癌容易发生卵巢转移，甚至是以类似卵巢癌的表现就诊，临床上对于有典型症状，如大量阴道排液，影像学检查显示宫颈有囊实性病变（菊花状）表现，即便宫颈光滑，宫颈 HPV 和 TCT 阴性，也需要高度怀疑胃型腺癌的可能。

二、妊娠合并宫颈腺癌的处理

妊娠合并妇科恶性肿瘤患者中，最常见的是宫颈癌。大多数为Ⅰ期患者。选择延迟治疗直至胎儿成熟还是立即接受治疗是患者和医生必须做出的困难选择。

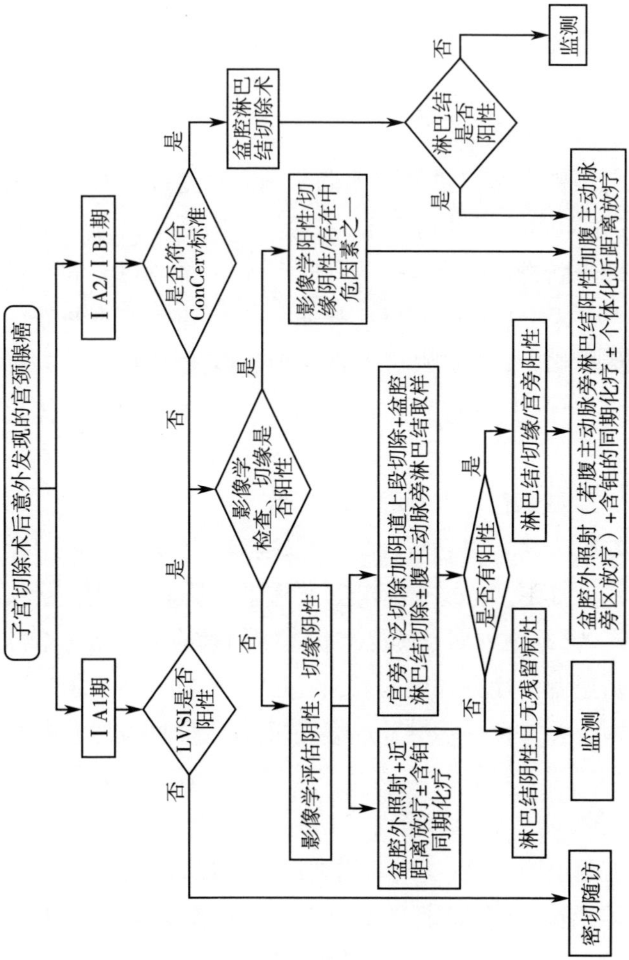

图 5-6 意外发现的宫颈腺癌的诊治流程

（一）妊娠合并 AIS 的处理

可疑妊娠期宫颈 AIS 者，可在阴道镜下多点活检确诊，禁行宫颈管诊刮。若无继续妊娠意愿者，终止妊娠后治疗同非妊娠宫颈 AIS。有保留胎儿意愿的患者，若无临床证据怀疑浸润性腺癌，应每 3 个月行阴道镜检查。产后 6~8 周行宫颈锥切术以进一步明确诊断。高度怀疑有浸润癌者，妊娠期间可行锥切手术，手术的目的不是治疗而是明确病理诊断，排除浸润癌，最佳时间为孕 14~20 周，同时行宫颈环扎术，以期延长孕周、降低早产率、剖宫产率与新生儿低体重率。若病理确诊为浸润性腺癌，则应根据临床分期、肿瘤大小、继续妊娠意愿与孕周等实际情况进行个体化治疗。

（二）妊娠合并宫颈腺癌的处理

妊娠合并宫颈癌是否继续妊娠，需在不影响孕妇治疗效果的前提下，充分知情同意，尊重患者及家属的意愿，根据孕周、宫颈癌分期及淋巴结状态等因素综合决定。不继续妊娠患者治疗方式同非妊娠宫颈癌，高危病理组织类型的妊娠合并宫颈癌不推荐继续妊娠，建议立即按照非妊娠期宫颈癌进行治疗。有继续妊娠意愿患者治疗方式参考《妊娠合并宫颈癌诊治指南》处理。

需要说明的是：①对于需要继续妊娠的ⅠA1 期患者，多采用期待治疗，定期复查细胞学和阴道镜检查，如未发现肿瘤进展，可推迟至产后治疗。②对于选择继续妊娠的ⅠA2~ⅠB1 期宫颈癌患者，可采用宫颈锥切术、单纯宫颈切除术或广泛性宫颈切除术，更多建议采用宫颈锥切术或单纯宫颈切除术。③对于ⅠA1期伴有LVSI、ⅠA2和ⅠB1期宫颈癌，国外多建议在妊娠22周前行淋巴结切除术明确分期，结合我国现状，建议对妊娠期行腹腔镜下淋巴结切除持慎重态度。④对于更高分期的宫颈癌，新辅助化疗是可保留胎儿至成熟的方案，推荐以铂类药物为基础的化疗方案，但不建议在妊娠33周后进行新辅助化疗。国外指南一般推荐推迟至妊娠35周后分娩，甚至37周后足月分娩。考虑到早产儿救治水平的提高及我国具体情况，也可控制在不超过34周终止妊娠。分娩方式首选剖宫产，术中应仔细检查胎盘是否存在转移。

第八节 复发性宫颈腺癌的治疗

复发性宫颈癌是指宫颈癌患者经全疗程放疗或宫颈癌根治术等治疗获得临床痊愈之后，规范手术治疗后1年、放疗后6个月后再出现与原来肿瘤相同病理类型的肿瘤病灶。

复发性宫颈癌根据初始治疗方案的不同分为手术后复发和放疗后复发。根据复发部位的不同，分为局部复发和远处复发。局部复发包括中央型复发（复发病灶局限于阴道、肠）和盆侧壁复发（复发病灶位于闭孔神经水平以上的盆壁或闭孔神经水平以下的盆腔内器官）；远处复发是指复发转移病灶位于盆腔以外组织器官，最常见的远处转移部位包括腹主动脉旁淋巴结、肺、肝脏及骨。

与初治宫颈癌相比，复发性宫颈癌患者在手术和 / 或放化疗后不易达到完全缓解，而且治疗风险较高。因此，规范化的诊治和全程管理尤为重要，是减少或推迟再次复发和进展的关键。治疗中更加强调多学科协作，结合患者年龄、病灶分布、初始治疗方式、预期生存目标等多种因素制订个体化治疗方案，在提高整体疗效的同时降低治疗不良反应，尤其应注意避免由于治疗因素造成的正常组织严重损伤。多学科诊疗专家组应包括妇瘤科、放射肿瘤科、肿瘤内科、影像科和病理科医生等，必要时包括外科、营养科、心理科或其他专业医生。

宫颈腺癌复发后的治疗同宫颈鳞状细胞癌，除传统的手术和放化疗外，靶向治疗、免疫检查点抑制剂和以抗体偶联药物为代表的新型药物在本领域的研究日新月异，为复发性宫颈腺癌的治疗带来了新的希望。

一、复发性宫颈腺癌治疗原则

（一）局部复发的治疗

初始治疗无放疗史或复发部位位于原来放射野之外，可根据不同情况选择：①手术切除病灶 + 个体化外照射治疗 ± 全身化疗 ± 近距离放疗；②不能耐受手术者或不接受手术者，外照射放疗 ± 同步化疗 ± 近距离放疗；③对于初始治疗后短期复发的患者，以全身系统性治疗为主；④鼓励参加临床试验和相关基因检测。

初始治疗有放疗史或复发病灶位于原来放射野之内，可根据不同情况选择：①中心性复发可选择手术治疗：盆腔廓清术 ± 术中放疗，应同时进行盆底重建，术后制订有关社会心理学及性心理学的康复计划；②复发病灶直径 ≤ 2.0cm 并经仔细评估的病例，可行根治性子宫切除术或近距离放疗；③不适合手术切除的患者，可给予全身系统性治疗、免疫治疗或放疗；④非中心性复发治疗：个体化外照射治疗 ± 全身化疗，或手术切除 ± 术中放疗，或全身支持治疗；鼓励患者参加临床试验；⑤治疗后再复发者可采用全身系统性治疗、支持治疗、免疫治疗和参加临床试验。

（二）远处转移、复发的治疗

复发灶为多病灶或无法切除者，选择全身化疗、免疫治疗（PD-1/PD-L1 单抗，单用或联合化疗）、局部放射治疗。

病灶可切除者选择：①病灶切除 ± 放疗。②全身化疗：推荐以铂类药物为基础的联合治疗，首选顺铂 + 紫杉醇 + 血管生成抑制剂贝伐珠单抗；一线治疗后疾病进展及不适合联合化疗的患者，采用单药治疗。③ PD-1/PD-L1 单抗治疗。④参加临床试验。

二、全身复发的治疗

（一）化疗

化疗是复发或转移宫颈癌不可或缺的全身治疗，顺铂或卡铂联合紫杉醇是经典的治疗方案，由于联合方案的ORR和PFS均优于单药化疗，以顺铂为基础的联合化疗是复发或转移性宫颈癌的标准化疗方案。GOG204研究对4种以顺铂为基础的双药联合方案进行对比，发现紫杉醇联合顺铂有效率高，血液毒性发生率低。但对于既往接受过顺铂治疗的复发或转移患者，紫杉醇联合卡铂方案有一定获益。可选择的二线化疗药物有白蛋白结合型紫杉醇、多西他赛、5-氟尿嘧啶（5-fluorouracil，5-FU）、吉西他滨、拓扑替康等。

（二）抗血管生成药物

靶向治疗已成为复发性、转移性宫颈癌患者治疗中的一线选择。GOG240研究发现，在含铂化疗基础上，加用抗血管内皮生长因子单克隆抗体贝伐珠单抗能够将ORR从36%提高至49%。患者中位OS延长3.5个月，为维持治疗开创了先河。因此，贝伐珠单抗联合化疗并维持治疗成为复发性或转移性宫颈癌全身治疗的一线推荐。阿帕替尼和安罗替尼等小分子酪氨酸激酶抑制剂在Ⅱ期临床试验中也显示出一定的抗肿瘤效果。

（三）免疫检查点抑制剂

免疫检查点抑制剂在复发性、转移性宫颈癌的治疗中已得到广泛应用。Keynote-826试验结果表明帕博利珠单抗联合化疗对治疗持续性、复发或转移性宫颈癌有效，全人群生存获益。基于此研究，帕博利珠单抗联合铂类/紫杉醇 ± 贝伐珠单抗获批用于复发/转移性宫颈癌一线治疗适应证，获得了各大权威指南的推荐。基于EMPOWER-Cervical 1/GOG-3016/ENGOTcx9研究的结果，另一种免疫检查点抑制剂西米普利单抗被《2024 NCCN子宫肿瘤临床实践指南》推荐为新增的复发转移性宫颈癌二线治疗首选药物。除此之外，还有更多的免疫检查点抑制剂的药物进入了临床研究并取得初步的结果。SHR210-217（NCT04680988）在法米替尼联合卡瑞利珠单抗治疗晚期泌尿系统肿瘤和晚期妇科肿瘤的Ⅱ期临床试验（NCT03827837）基础上进一步探索卡瑞利珠单抗联合法米替尼与卡瑞利珠单抗单药和研究者选择的化疗在复发或转移性宫颈癌患者中的疗效，结果表明，无论ORR还是中位PFS，联合组均优于单药应用，且优于化疗组，该研究创新性地"去化疗"，初步探讨了"去化疗"在复发转移性宫颈癌中的可行性。而另一项研究AdvanTIG-202（NCT04693234），即替雷利珠单抗 ±TIGIT单抗（ociperlimab）二线治疗复发或转移性宫颈癌患者的随机多中心Ⅱ期临床试验中，替雷利珠单抗+TIGIT单抗组的ORR为22.5%，PD-L1+亚组ORR为26.2%，这项研究还在进行中，期待进一步的研究数据发布。随着免疫治疗全面进入晚期或复发性宫颈癌的一线治疗，可以预见免疫治疗耐药将会给二线用药带来新挑战。

（四）抗体偶联药物

抗体偶联药物是一类全新的靶向治疗药物。替索单抗（tisotumab vedotin，TV）是第一个FDA批准上市的治疗宫颈癌的 ADC 药物。2021 年,美国 FDA 批准 TV 用于治疗在化疗期间或之后出现疾病进展的复发或转移性宫颈癌患者。德曲妥珠单抗(trastuzumab deruxtecan,T-DXd)也初步显示出对转移复发的宫颈癌的疗效。DESTINY-PanTumor02 是评估 T-DXd 在表达 HER2 的实体瘤患者中的疗效和安全性的Ⅱ期临床研究,针对接受了 ≥1 次的全身治疗或没有可选方案、肿瘤 HER2(2+)或 HER2(3+)的宫颈癌患者,研究结果表明 ORR 为 50.0%,其中 HER2(2+)的 ORR 为 40%,HER2(3+)的 ORR 为 75%。基于此研究,该药已获 FDA 批准的治疗实体瘤适应证,NCCN 指南也推荐该药用于 HER2(2+)或 HER2(3+)的复发转移性宫颈癌二线治疗。维迪西妥单抗(RC48)开展了针对宫颈癌的临床研究,并取得了不错的效果。

综上所述,复发性宫颈癌的治疗需考虑期别、先期治疗、复发部位、患者一般情况、免疫靶点检测、靶向药物靶点检测情况,以及治疗团队整体实力综合分析考虑。目前并没有专门针对复发性宫颈腺癌的临床研究,但基于宫颈腺癌与鳞状细胞癌在组织病理学和临床特点中的差异,尤其是特殊类型宫颈腺癌,如胃型腺癌、透明细胞型腺癌等,期待更多的针对复发性宫颈腺癌的临床研究开展,寻找更为针对性治疗,从而提高复发性宫颈腺癌的治疗效果。

(张 颐　刘开江)

▶ 参考文献

[1] BAALBERGEN A, EWING-GRAHAM P C, HOP W C, et al. Prognostic factors in adenocarcinoma of the uterine cervix. Gynecol Oncol, 2004, 92 (1): 262-267.

[2] 中国抗癌协会妇科肿瘤专业委员会 . 子宫颈癌诊断与治疗指南 (第四版). 中国实用妇科与产科杂志 , 2018, 34 (6): 613-622.

[3] RAMIREZ P T, FRUMOVITZ M, PAREJA R, et al. Minimally invasive versus abdominal radical hysterectomy for cervical cancer. N Engl J Med, 2018, 379 (20): 1895-1904.

[4] MELAMED A, MARGUL D J, CHEN L, et al. Survival after minimally invasive radical hysterectomy for early-stage cervical cancer. N Engl J Med, 2018, 379 (20): 1905-1914.

[5] ABU-RUSTUM N R, YASHAR C M, AREND R, et al. NCCN Guidelines® insights: cervical cancer, version 1. 2024. J Natl Compr Canc Netw, 2023, 21 (12): 1224-1233.

[6] CHIVA L, ZANAGNOLO V, QUERLEU D, et al. SUCCOR study: an international European cohort observational study comparing minimally invasive surgery versus open abdominal radical hysterectomy in patients with stage ⅠB1 cervical cancer. Int J Gynecol Cancer, 2020, 30 (9): 1269-1277.

[7] CHEN C, LIU P, NI Y, et al. Laparoscopic versus abdominal radical hysterectomy for stage ⅠB1 cervical cancer patients with tumor size ≤ 2cm: a case-matched control study. Int J Clin Oncol, 2020, 25 (5): 937-947.

[8] 范江涛 , 刘淑娟 , 庞晓燕 , 等 . 子宫颈癌腹腔镜技术诊治指南

(2023 年版). 中国实用妇科与产科杂志 , 2023, 39 (3): 296-302.

[9] CIBULA D, ABU-RUSTUM N R, BENEDETTI-PANICI P, et al. New classification system of radical hysterectomy: emphasis on a three-dimensional anatomic template for parametrial resection. Gynecol Oncol, 2011, 122 (2): 264-268.

[10] SCHMELER K M, PAREJA R, LOPEZ BLANCO A, et al. ConCerv: a prospective trial of conservative surgery for low-risk early-stage cervical cancer. Int J Gynecol Cancer, 2021, 31 (10): 1317-1325.

[11] ZHANG X, BAO B, WANG S, et al. Sentinel lymph node biopsy in early stage cervical cancer: a meta-analysis. Cancer Med, 2021, 10 (8): 2590-2600.

[12] Frumovitz M, Plante M, Lee P S, et al. Near-infrared fluorescence for detection of sentinel lymph nodes in women with cervical and uterine cancers (FILM): a randomised, phase 3, multicentre, non-inferiority trial. Lancet Oncol, 2018, 19 (10): 1394-1403.

[13] ROSSETTI D, VITALE S G, TROPEA A, et al. New procedures for the identification of sentinel lymph node: shaping the horizon of future management in early stage uterine cervical cancer. Updates Surg, 2017, 69 (3): 383-388.

[14] 中国抗癌协会妇科肿瘤专业委员会 . 早期子宫颈癌保留生育功能中国专家共识 . 中国实用妇科与产科杂志 , 2022, 38 (6): 634-641.

[15] 周晖 , 刘昀昀 , 罗铭 , 等 .《2023 NCCN 子宫颈癌临床实践指南 (第 1 版)》解读 . 中国实用妇科与产科杂志 , 2023, 39 (2): 189-196.

[16] 王玮 , 刘从容 . Silva 分型在子宫颈腺癌中的应用及临床意义 .

中国实用妇科与产科杂志 , 2020, 36 (7): 596-601.

[17] 中国医师协会妇产科医师分会妇科肿瘤学组 . 子宫颈胃型腺癌临床诊治中国专家共识 (2023 年版). 中国实用妇科与产科杂志 , 2023, 39 (6): 617-625.

[18] 张师前 , 倪新雨 , 林仲秋 . 子宫颈腺癌手术卵巢保留指征的专家指导意见 (2023 年版). 中国实用妇科与产科杂志 , 2023, 39 (2): 185-188.

[19] DELGADO G, BUNDY B N, FOWLER W C JR, et al. A prospective surgical pathological study of stage I squamous carcinoma of the cervix: a Gynecologic Oncology Group study. Gynecol Oncol, 1989, 35 (3): 314-320.

[20] Sedlis A, Bundy B N, Rotman M Z, et al. A randomized trial of pelvic radiation therapy versus no further therapy in selected patients with stage ⅠB carcinoma of the cervix after radical hysterectomy and pelvic lymphadenectomy: a Gynecologic Oncology Group study. Gynecol Oncol, 1999, 73 (2): 177-183.

[21] LI K, CHEN J, HU Y, et al. Neoadjuvant chemotherapy plus camrelizumab for locally advanced cervical cancer (NACI study): a multicentre, single-arm, phase 2 trial. Lancet Oncol, 2024, 25 (1): 76-85.

[22] MCCORMACK M, GALLARDO RINCÓN D, EMINOWICZ G, et al. LBA8-A randomised phase Ⅲ trial of induction chemotherapy followed by chemoradiation compared with chemoradiation alone in locally advanced cervical cancer: the GCIG INTERLACE trial. Ann Oncol, 2023, 34: S1276.

[23] LONG H J, BUNDY B N, GRENDYS E C, et al. Randomized phase Ⅲ trial of cisplatin with or without topotecan in carcinoma

of the uterine cervix: a Gynecologic Oncology Group study. J Clin Oncol, 2005, 23 (21): 4626-4633.

[24] 中国抗癌协会肿瘤内分泌专业委员会 . 妇科恶性肿瘤免疫治疗中国专家共识 (2023 年版). 中国癌症杂志 , 2023, 33 (10): 954-968.

[25] LORUSSO D, XIANG Y, HASEGAWA K, et al. Pembrolizumab or placebo with chemoradiotherapy followed by pembrolizumab or placebo for newly diagnosed, high-risk, locally advanced cervical cancer (ENGOT-cx11/GOG-3047/KEYNOTE-A18): overall survival results from a randomised, double-blind, placebo-controlled, phase 3 trial. Lancet, 2024, 404 (10460): 1321-1332.

[26] 中华医学会妇科肿瘤学分会 . 妇科肿瘤免疫检查点抑制剂临床应用指南 (2023 版). 现代妇产科进展 , 2023, 32 (5): 321-348.

[27] SONG F, JIA M, YU S, et al. PD-L1 expression and immune stromal features in HPV-independent cervical adenocarcinoma. Histopathology, 2021, 79 (5): 861-871.

[28] 中国抗癌协会宫颈癌专业委员会 . 子宫颈癌抗血管生成药物临床应用指南 (2023 年版). 中国实用妇科与产科杂志 , 2023, 39 (12): 1201-1209.

[29] DE BONO J S, HARRIS J R, BURM S M, et al. Systematic study of tissue factor expression in solid tumors. Cancer reports, 2023, 6 (2): e1699.

[30] FDA. FDA. lable: tivdak.[EB/OL][2025-04-14]. https://www.accessdata. fda. gov/drugsatfda_docs/label/2021/761208Orig1s000lbledt. pdf.

[31] COLEMAN R L, LORUSSO D, GENNIGENS C, et al. Efficacy

and safety of tisotumab vedotin in previously treated recurrent or metastatic cervical cancer (innovaTV 204/GOG-3023/ENGOTcx6): a multicentre, open-label, single-arm, phase 2 study. Lancet Oncol, 2021, 22 (5): 609-619.

[32] MERIC-BERNSTAM F, MAKKER V. LBA34 Trastuzumab deruxtecan (T-DXd) for pretreated patients (pts) with HER2-expressing solid tumors: primary analysis from the DESTINYPanTumor02 (DP-02) study. Annals Oncology, 2023, 34: S1273-S1274.

[33] XU M, CHEN R. A multicenter, phase Ⅱ trial of RC48-ADC combined with radiotherapy, PD-1/PD-L1 inhibitor, GMCSF, and sequential IL-2 (PRaG3.0 regimen) for salvage therapy in patients with HER2-expressing advanced solid tumors. J Clin Oncol, 2023, 41 (16_suppl): e14614-e14614.

[34] 中国抗癌协会宫颈癌专业委员会 . 妇科恶性肿瘤抗体偶联药物临床应用指南 (2024 年版). 中国实用妇科与产科杂志 , 2024, 40 (5): 516-525.

[35] 中国医师协会妇产科医师分会 . 子宫颈原位腺癌诊断与管理的中国专家共识 (2021 年版). 中国实用妇科与产科杂志 , 2021, 37 (12): 1209-1213.

[36] HUANG S S, SUI L, CHEN L M, et al. Risk stratified management of cervical adenocarcinoma in situ based on cone margin state. Zhonghua Fu Chan Ke Za Zhi, 2021, 56 (9): 622-629.

[37] UPADHYAY B S, WANG T, ZHAO C. Follow-up findings in postconservative treatment surveillance for women with cervical adenocarcinoma in situ. J Low Genit Tract Dis, 2021, 25 (1): 38-42.

[38] TEOH D, MUSA F, SALANI R, et al. Diagnosis and management of adenocarcinoma in situ: a society of gynecologic oncology evidence-based review and recommendations. Obstet Gynecol, 2020, 135 (4): 869-878.

[39] LI K, CHEN J, HU Y, et al. Neoadjuvant chemotherapy plus camrelizumab for locally advanced cervical cancer (NACI study): a multicentre, single-arm, phase 2 trial. Lancet Oncol, 2024, 25 (1): 76-85.

[40] MCCORMACK M, GALLARDO RINCÓN D, EMINOWICZ G, et al. LBA8-A randomised phase Ⅲ trial of induction chemotherapy followed by chemoradiation compared with chemoradiation alone in locally advanced cervical cancer: the GCIG INTERLACE trial. Ann Oncol, 2023, 34: S1276.

[41] KONDO E, YOSHIDA K, TABATA T, et al. Comparison of treatment outcomes of surgery and radiotherapy, including concurrent chemoradiotherapy for stage Ⅰb2-Ⅱb cervical adenocarcinoma patients: a retrospective study. J Gynecol Oncol, 2022, 33 (2): e14.

[42] YANG J, YANG J, CAO D, et al. Completion hysterectomy after chemoradiotherapy for locally advanced adeno-type cervical carcinoma: updated survival outcomes and experience in post radiation surgery. J Gynecol Oncol, 2020, 31 (2): e16.

[43] HUANG H, FENG Y L, WAN T, et al. Effectiveness of sequential chemoradiation vs concurrent chemoradiation or radiation alone in adjuvant treatment after hysterectomy for cervical cancer: the STARS phase 3 randomized clinical trial. JAMA Oncol, 2021, 7 (3): 361-369.

[44] ABU-RUSTUM N R, YASHAR C M, BRADLEY K, et al. Cervical cancer, Version 1. 2021, NCCN Clinical Practice Guidelines in Oncology (NCCN Guidelines).[EB/OL][2025-04-14]. https://www. nccn. org/professionals/physiciangls/pdf/cervical-poland. pdf.

[45] 中国医师协会妇产科医师分会妇科肿瘤学组 . 子宫颈胃型腺癌临床诊治中国专家共识 (2023 年版). 中国实用妇科与产科杂志 , 2023, 39 (6): 617-625.

[46] YANG J, PENG Y, DING Y, et al. The clinicopathological and molecular characteristics of endocervical gastric-type adenocarcinoma and the use of claudin 18.2 as a potential therapeutic target. Mod Pathol, 2024, 37 (10): 100569.

[47] MIYAMOTO T, KOBARA H, SHIOZAWA T. Biology and management of lobular endocervical glandular hyperplasia. J Obstet Gynaecol Res, 2022, 48 (12): 3056-3067.

[48] LI J, QIAO H, YANG Y, et al. Treatment patterns and prognosis of patients with clear cell adenocarcinoma of the cervix: a population-based cohort study. Int J Surg, 2024, 111 (1): 20-30.

[49] MORICE P, SCAMBIA G, ABU-RUSTUM N R, et al. Fertility-sparing treatment and follow-up in patients with cervical cancer, ovarian cancer, and borderline ovarian tumours: guidelines from ESGO, ESHRE, and ESGE. Lancet Oncol, 2024, 25 (11): e602-e610.

[50] LI X, LIU H, ZHANG Y, et al. A rare case of mesonephric adenocarcinoma in the uterine cervix. Asian J Surg, 2023, 46 (7): 2936-2937.

[51] SECOSAN C, BALINT O, ILIAN A, et al. New insights in the

diagnosis of rare adenocarcinoma variants of the cervix-case report and review of literature. Healthcare (Basel), 2022, 10 (8): 1410.

[52] TEOH D, MUSA F, SALANI R, et al. Diagnosis and management of adenocarcinoma in situ: a society of gynecologic oncology evidence-based review and recommendations. Obstet Gynecol, 2020, 135 (4): 869-878.

[53] WANG Y, OUYANG Y, SU J, et al. Is salvage radiotherapy optimal to patients with occult cervical cancer undergoing inadvertent simple hysterectomy ? A propensity score-matched analysis of a nationwide clinical oncology database. Jpn J Clin Oncol, 2021, 51 (4): 630-638.

[54] YANG S, CHEN L, HE Y, et al. Effect of neoadjuvant chemotherapy followed by surgery for FIGO stage Ⅰ~Ⅱ cervical cancer: a meta-analysis. J Int Med Res, 2020, 48 (8): 1-11.

[55] SCHMELER K M, PAREJA R, LOPEZ BLANCO A, et al. ConCerv: a prospective trial of conservative surgery for low-risk early-stage cervical cancer. Int J Gynecol Cancer, 2021, 31 (10): 1317-1325.

[56] 中国抗癌协会宫颈癌专业委员会 . 妊娠合并子宫颈癌诊治指南 (2024 年版). 中国实用妇科与产科杂志 , 2024, 40 (10): 1003-1012.

[57] KITAGAWA R, KATSUMATA N, SHIBATA T, et al. Paclitaxe plus carboplatin versus paclitaxel plus cisplatin in metastatic or recurrent cervical cancer: the open-label randomized phase Ⅲ trial JCOG0505. J Clin Oncol, 2015, 33 (19): 2129-2135.

[58] TEWARI K S, SILL M W, PENSON R T, et al. Bevacizumab for

advanced cervical cancer: final overall survival andadverse event analysis of arandomised, controlled, open-label, phase 3 trial (Gynecologic Oncology Group 240). Lancet, 2017, 390 (10103): 1654-1663.

[59] MONK B J, COLOMBO N, TEWARIE K S, et al. First-line pembrolizumab + chemotherapy versus placebo + chemotherapy for persistent, recurrent, or metastatic cervical cancer: final overall survival results of KEYNOTE-826. J Clin Oncol, 2023, 41 (36): 5505-5511.

[60] WU X, XIA L, ZHANG K, et al. Camrelizumab plus famitinib versus camrelizumab alone and investigator's choice of chemotherapy in women with recurrent or metastatic cervical cancer. Ann Oncol, 2023, 34: S1284-S1285.

[61] LEE J Y, WU L, BOONYAPIPAT S, et al. 744MO AdvanTIG-202: phase Ⅱ randomized, multicenter, open-label study of tislelizumab (TIS) with or without ociperlimab (OCI) inpatients (pts) with previously treated recurrent/metastatic (R/M) cervical cancer (CC). Ann Oncol, 2023, 34: S509-S510.

[62] MERIC-BERNSTAM F, MAKKER V, OAKNIN A, et al. Efficacy and safety of trastuzumab deruxtecan in patients with HER2-expressing solid tumors: primary results from the DESTINY-PanTumor02 phase Ⅱ trial. J Clin Oncol, 2024, 42 (1): 47-58.

第六章

宫颈腺癌的预后及随访

宫颈腺癌与普通鳞状细胞癌相比，其发病因素、发病部位、病理及治疗都有其特点，尤其是特殊类型的腺癌更是存在较大的差异，因此关注宫颈腺癌的预后和随访可以更好地制订治疗决策，及时发现复发，尽早处理，提高宫颈腺癌患者的治愈率和生活质量。

第一节　宫颈腺癌的预后

宫颈腺癌的预后是否与宫颈鳞状细胞癌相同，目前并无定论，但大多数研究表明，宫颈腺癌的预后要差于鳞状细胞癌，HPV 非依赖型宫颈腺癌的预后更差。

近十几年，国内外学者对宫颈鳞状细胞癌与宫颈腺癌的预后的研究结果并无定论，一项关于ⅠB～ⅡA 期 682 例宫颈鳞状细胞癌与 128 例宫颈腺癌研究显示，宫颈鳞状细胞癌和宫颈腺癌的 5 年 OS 率分别为 87.3% 和 82.4%，两者差异不存在统计学意义。但也有研究表明，宫颈腺癌的预后更差。日本妇产科学会收集并分析了 15 698 例宫颈癌患者的资料,发现宫颈鳞状细胞癌患者的预后明显优于宫颈腺癌患者,宫颈鳞状细胞癌和宫颈腺癌患者的5年OS率分别为80.4%和75.7%。Lee等和Zhou也报道了类似的结果。2020年,Pan等从SEER数据库选取了1998—2016年的宫颈鳞状细胞癌与宫颈腺癌患者,33 148名患者中,24 591例(79.19%)为宫颈鳞状细胞癌,8 557例(25.81%)为宫颈腺癌,宫颈腺癌患者3年和5年OS率分别为78.06%和72.04%,鳞状细胞癌患者的3年和5年OS率分别为79.96%和75.33%,腺癌患者的预后明显差于鳞状细胞癌,但在局部复发和远处转移方面,两组之间差异没有统计学意义。

虽然HPV非依赖型宫颈腺癌不多见,但其恶性程度高,期别晚,预后不良。胃型腺癌(G-EAC)与普通型宫颈腺癌相比,初次诊断时期别更晚,Ⅰ期患者约占37%,5年总生存率仅约42%,即使Ⅰ期患者OS率也只有62%。G-EAC的一个显著临床特征是更易发生卵巢转移,有研究报道G-EAC卵巢转移的发生率可高达35%,复发率高达40%,多数患者在完成初始治疗的1年内复发,复发最常见的部位为盆腔。宫颈透明细胞癌发生率较低,2018年Huo等报道了美国登记的695名子宫颈和阴道透明细胞癌患者的预后,是最大规模的宫颈透明细胞癌的随访研究,其中415名产前有己烯雌酚(diethylstilbestrol,DSE)暴露史。在22.7年的中位随访期间,219名患者死亡,20年生存率为69%。产前DES暴露患者的5年生存率(86.1%)与无DES暴露记录的患者的5年生存率(81.2%)存在差异,但两组患者的20年生存率相似。在调整肿瘤分期、组织学类型和年龄后，DES 暴露患者与无 DES 暴露患者的生存概率差异仅在前 5 年有统计学意义（P=0.025），暴露于 DES 的宫颈透明细胞癌更优（86.1% *vs.* 81.2%）。

第二节　宫颈腺癌的随访

宫颈腺癌的随访可参照宫颈鳞状细胞癌的随访方法。宫颈癌平均的复发时间为 7~36 个月，因此初始治疗 2~3 年后的严密监测尤其重要。

推荐宫颈腺癌的患者治疗结束后 2 年内每 3~6 个月复查 1 次、3~5 年每 6~12 个月复查 1 次、5 年后每年复查 1 次。高风险患者前 2 年推荐 3 个月复查 1 次，低风险患者 6 个月复查 1 次。随访的内容包含以下几点。

1. **仔细的临床评估**　教育患者了解复发的早期症状，如阴道排液、体重减轻、厌食，盆腔、髂关节、背部或腿部疼痛等。出现以上症状尽早就医。

2. **宫颈或阴道细胞学检查**　至少每年进行 1 次子宫颈（保留生育功能者）或阴道细胞学检查。但也有一些研究表明，对于治疗后无症状的Ⅰ期或Ⅱ期宫颈癌患者，细胞学检查无法检出疾病复发，因此对于阴道细胞学检查阴性的患者，应结合临床症状和体征进行影像学随访，尤其对于异常体格检查结果或新发盆腔、腹部或肺部症状要保持警惕。

3. **影像学检查**　如果患者接受了保留生育功能的治疗，

建议在术后6个月行盆腔MRI检查，此后2~3年每年行盆腔MRI检查。如果怀疑转移，考虑行PET/CT检查。对于Ⅱ期或以上患者，完成治疗后的3~6个月内，首选肺部和腹部CT检查或PET/CT，也可选择盆腔MRI检查。B超可评估浅表淋巴结状况，对盆腔及腹腔淋巴结转移评估价值有限。

4. 其他检查 包括全血检查、尿素氮、肌酐等检测，宫颈腺癌与宫颈鳞状细胞癌不同的是除了关注肿瘤标志物鳞状细胞癌抗原的检查外，还要重视腺癌相关的指标，如CEA、CA125、CA19-9等指标，这些指标在腺癌复发的随访中尤为重要。

随访中应关注患者治疗后教育，积极提高患者的术后生活质量。就健康生活方式、肥胖、营养、运动、性健康、激素替代治疗，以及潜在的长期和远期治疗影响向患者普及知识。宫颈癌手术治疗后最常出现的并发症为膀胱功能障碍（排尿困难、尿失禁等）、下肢淋巴水肿、阴道狭窄或干涩、卵巢功能丧失等。发生膀胱功能障碍时，指导患者使用腹压排尿，必要时借助药物增加膀胱收缩力，避免憋尿，养成定时小便的习惯；放疗后的下肢水肿可指导使用弹力袜等治疗改善症状；鼓励患者规律阴道性交或使用阴道扩张器预防阴道狭窄，对于性交困难者，可外用雌激素软膏改善症状。有证据表明，阴道扩张器可用于防治阴道狭窄，可在放疗完成24周后开始长期使用扩张器；年轻未绝经患者，若因手术或放疗导致卵巢功能衰退，鼓励使用激素替代治疗。对于保育患者，鼓励积极完成生育，对于同时合并其他怀孕困难因素者，鼓励尽早进行辅助生殖。同时，研究表明接受盆腔放疗的患者有发生放疗诱发第二原发性肿瘤的风险，特别是靠近子宫颈的辐射部位（如结肠、直肠 / 肛门、膀胱），因此应对这些部位进行仔细的监测。

（刘 青）

▶ 参考文献

[1] PAN X, YANG W, WEN Z, et al. Does adenocarcinoma have a worse prognosis than squamous cell carcinoma in patients with cervical cancer？A real-world study with a propensity score matching analysis. J Gynecol Oncol, 2020, 31 (6): e80.

[2] 中国医师协会妇产科医师分会妇科肿瘤学组 . 子宫颈胃型腺癌临床诊治中国专家共识 (2023 年版). 中国实用妇科与产科杂志 , 2023, 39 (6): 617-625.

[3] CIBULA D, RASPOLLINI M R, PLANCHAMP F, et al. ESGO/ESTRO/ESP Guidelines for the management of patients with cervical cancer-update 2023. Virchows Arch, 2023, 482 (6): 935-966.

[4] DYBA T, RANDI G, BRAY F, et al. The european cancer burden in 2020: incidence and mortality estimates for 40 countries and 25 major cancers. Eur J Cancer, 2021, 157: 308-347.

[5] 中华医学会妇科肿瘤学分会 . 中国妇科肿瘤临床实践指南 2024 版 : 子宫颈癌 .

第七章

病 例 解 析

病例一　宫颈原位腺癌

一、病例资料

女性,33 岁。

主诉: 性交后阴道出血 4 年,发现宫颈病变 3 周。

现病史: 2019 年出现性交后阴道出血,2019 年 3 月 5 日检查发现 HPV16 型阳性,TCT: 无上皮内病变及恶性病变(NILM)。2020 月 1 月 6 日复查 HPV16 型阳性,行阴道镜宫颈活检病理提示: 慢性宫颈炎。2021 月 1 月 8 日复查 HPV16 型阳性,TCT: 高级别鳞状上皮内病变。建议行阴道镜活检,患者未遵医嘱。2023 年 4 月 7 日复查 HPV16 型阳性,TCT:NILM。2023 年 4 月 18 日行阴道镜宫颈活检提示: 宫颈 11 点腺上皮异型增生,p16(弥漫强 +),Ki67(80%+),考虑宫颈原位腺癌。2023 年 5 月 6 日行 LEEP+ECC。术后病理: 宫颈原位腺癌,外切缘 9、10 点切缘阳性,其余阴性。2023 年 6 月 7 日行 CKC,术后病理诊断: 切除组织未见癌灶,切缘阴性。

既往史：既往体健，否认外伤及手术史。

婚育史：已婚已育，G_1P_1，顺产一次，有生育要求。

月经史：平素月经规律，末次月经为 2023 年 4 月 28 日。

家族史：否认遗传病史。

体格检查

外阴发育正常，阴道通畅，阴道穹窿完整、光滑，阴道内少量白色分泌物，无异常气味。子宫颈正常大小，柱状上皮外移，无明显接触性出血，子宫前位，正常大小，活动正常，无压痛，双侧附件未扪及包块，无压痛。三合诊：双侧主韧带及子宫骶韧带未及僵硬及缩短。

辅助检查

1. 实验室检查

(1) HPV16 型阳性，2 个月前 TCT：NILM。

(2) 血清肿瘤标志物（CA125、CA19-9、CA15-3、CEA、AFP、HE4、SCC）结果均正常。

(3) 血常规、凝血、肝肾功能均正常。

2. 影像学检查

(1) 经阴道超声：子宫颈、宫体及双附件未见异常。

(2) 盆腔磁共振检查：子宫颈及子宫体未见异常，双附件未见异常。

3. 阴道镜检查及宫颈管搔刮术 鳞-柱交界部完全可见，转化区 1 型，充分阴道镜所见：病变位于宫颈转化区内；

化生鳞状上皮，腺开口隐窝，粗大腺体开口，薄的醋白上皮不规则，宫颈6点及11点处厚醋白，醋白出现速度快，细小点状血管；鲁氏碘液染色：不着色；非典型血管，阴道及外阴均未见明显异常(图7-1~图7-4)。宫颈管搔刮组织肉眼未见异常。

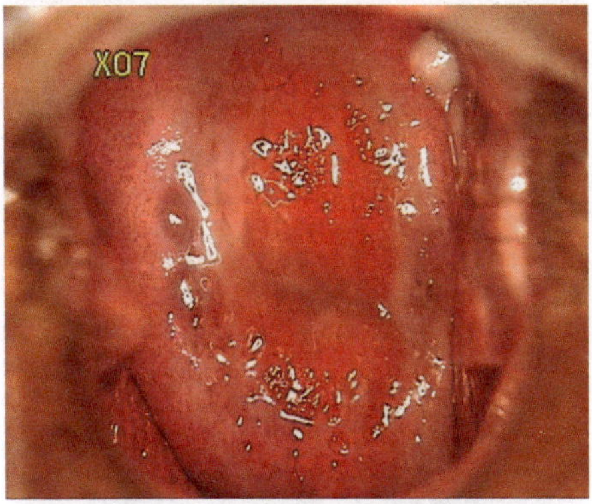

图7-1　阴道镜宫颈原始图

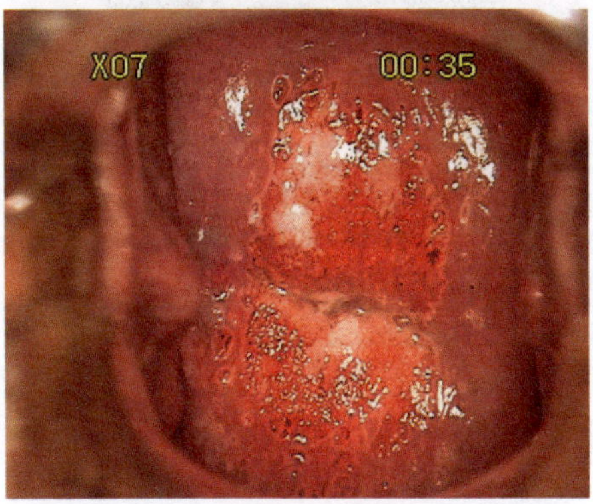

图7-2　阴道镜检查醋酸染色1

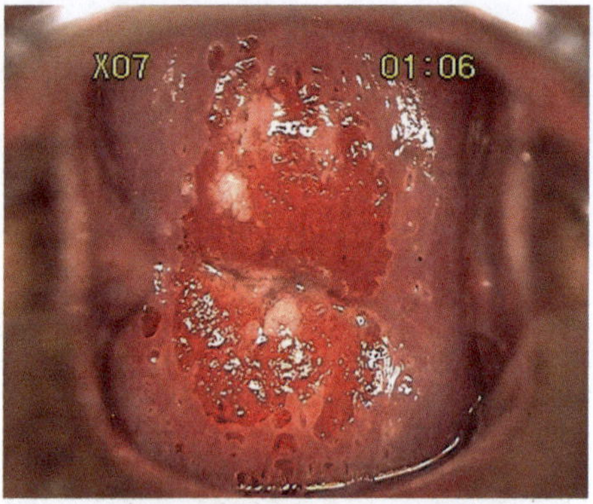

图 7-3　阴道镜检查醋酸染色 2

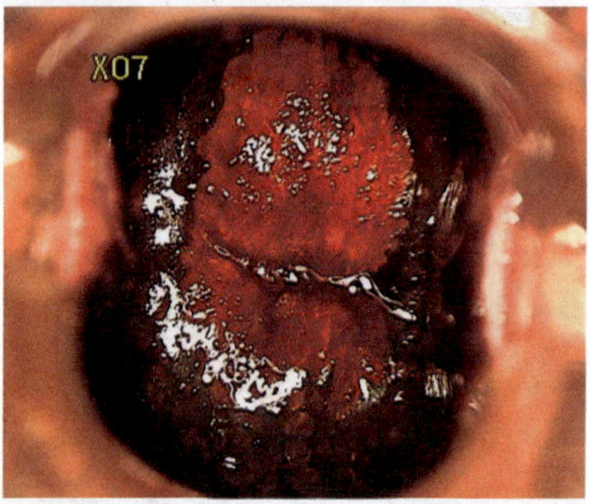

图 7-4　阴道镜检查碘染色

4. **病理诊断**　宫颈活检(11 点):腺上皮异型增生,考虑宫颈原位腺癌,p16(弥漫强 +)、Ki67(约 80%+)。宫颈搔刮物:慢性宫颈炎。

初步诊断

宫颈原位腺癌,慢性宫颈炎。

治疗过程

1. LEEP+ECC　因患者有生育要求,为避免锥切过深对妊娠造成影响,在与患者充分沟通后,于2023年5月6日在全身麻醉下行LEEP+ECC。锥高约1.0cm,宽约2.5cm。术后常规病理:宫颈锥切组织1、5、9、10、11、12点宫颈原位腺癌,上切缘阴性,宫颈9、10点外切缘阳性,其余阴性。2、3、4、6、7、8点慢性宫颈炎。宫颈管黏膜:慢性宫颈炎。术后诊断:宫颈原位腺癌,慢性宫颈炎。

2. CKC　因LEEP术后病理结果提示外切缘阳性,于2023年7月7日行CKC。锥高约1.0cm,术后常规病理:宫颈锥切组织切缘阴性,1、2、3、4、6、7、8、9、10、11、12点慢性宫颈炎。

随访

告知患者术后有病灶残留与复发的风险,术后3年内每6个月复查一次TCT+HPV。如果随访三年后结果均为阴性,可改为每年随访一次。

患者遵医嘱于2023年12月5日及2024年6月5日两次复查HPV均为阴性,TCT结果未见异常。

二、讨论

这是一例既有生育要求又年轻的宫颈原位腺癌患者。宫颈原位腺癌（adenocarcinoma in situ，AIS）是指局限于子宫颈内膜上皮层及其隐窝范围内，并且未穿透基底膜向深部侵犯的腺癌，也称宫颈高级别腺上皮内瘤变（high grade cervical glandular intraepithelial neoplasia，HGCGIN）。美国 AIS 的发病率约为 6.6/10 万，我国 AIS 的发病率逐步上升。多见于 30~40 岁女性，约 60% 的患者伴有宫颈鳞状上皮内病变。大多数宫颈腺癌与 HPV 相关，最常见的是 HPV18、16 和 45 三种亚型，HPV18 型 DNA 阳性检出率高于 HPV16 型，约占 50%。本例患者为 HPV16 型持续感染后的宫颈原位腺癌。大多数 AIS 患者没有症状，少数有异常阴道流血及流液。AIS 病灶隐匿，呈多灶性和跳跃性，病灶常邻近宫颈转化区，约 1/3 的病灶隐匿于子宫颈管内，深者可达 30mm 甚至更深，活检取材相对困难，常规“三阶梯”检查不易早期发现，容易误诊或漏诊，个别需行诊断性宫颈锥切术后才得以确诊。即使锥切切除的标本切缘阴性，也不能完全排除病变残存的可能性，因此 AIS 的诊断面临诸多的困难与挑战。

（一）宫颈 AIS 的 WHO 新分类及病理分类

2020 年 WHO 分类中将 AIS 分为 HPV 相关型 AIS（HPV-associated AIS，HPV-AIS）和 HPV 非依赖型 AIS（HPV-independent AIS，HPVi-AIS）。HPV-AIS 的病理亚型

包括普通型、肠型、黏液消减型、产生黏液的复层上皮内病变（stratified mucin-producing intraepithelial lesion，SMILE）和非特指型（not otherwise specified，NOS）。HPVi-AIS 的病理亚型包括胃型、非典型小叶状宫颈内膜腺体增生和 NOS 型，常位于或邻近宫颈转化区，可延伸至子宫下段和子宫腔。多数 HPV-AIS 患者的预后良好，HPV 感染状态是其治疗成功与否的重要预测因素。按照该分类，本例属于 HPV 相关型 AIS。

（二）宫颈原位腺癌的诊断方法及策略

宫颈原位腺癌的诊断仍遵循“三阶梯”步骤：TCT+HPV 的联合筛查、阴道镜检查、子宫颈组织病理学。

1. TCT——**灵敏度低** 本例患者术前 2 个月 TCT 结果为 NILM。分析其原因可能是宫颈腺上皮病变的部位较深，TCT 的毛刷可能取不到病变细胞，出现了漏诊的情况。TCT 诊断宫颈 AIS 的灵敏度为 50%~69%，准确度为 50%，假阴性率可达 3.8%~11.7%。单一通过细胞学检查结果可能导致宫颈 AIS 的漏诊。当 TCT 检查结果为不典型腺细胞时，其细胞病理学可能有 4 种结果：①不典型腺细胞无具体指定（atypical glandular cell-not otherwise specified，AGC-NOS）；②不典型腺细胞，倾向瘤变（atypical glandular cell-favor neoplastic，AGC-FN）；③宫颈原位腺癌；④腺癌。当细胞学诊断 AGC 时，有 4%~5% 的患者宫颈活检病理结果为 AIS。在 TCT 检查时，特别是伴有 HPV16/18 型阳性及其他子宫颈病变的结果，如 ACS-US、HSIL、ASC-H 等，需要进行充分的子宫颈管取样和阴道镜评估。本例患者行宫颈锥切术前 2 年,TCT 发现 HSIL,但患者未遵医嘱行阴道镜检查,这可能是未能及早发现 AIS 的原因。

2. HPV——**较高的灵敏度** 本例患者行宫颈锥切术前 HPV16 型持续感染达 4 年之久。与 TCT 相比,HPV 有更高的灵敏度,持续性 HPV 感染,尤其是 HPV16、18、45 型,是宫颈原位腺癌和浸润性腺癌的主要危险因素。78% 的宫颈 AIS 呈 HPV 和 TCT 双阳的结果,推荐 TCT+HPV 联合筛查。AIS 患者中 HPV18 型占比达 50%,当 HPV18 型阳性时,无论阴道镜检查结果如何,均应行子宫颈管取样。子宫颈管取样包括宫颈管搔刮术(endocfevical curettage,ECC)和子宫颈细胞刷(endocervical brush,ECB)两种技术,阴道镜活检时多采用 ECC。

3. **阴道镜检查** 本例患者宫颈锥切术前 3 年,因为 HPV16 型感染,行阴道镜检查,病理结果提示慢性宫颈炎。

由于 AIS 常位于子宫颈管内,AIS 病灶常呈多中心性或跳跃性改变,并且其阴道镜图像改变不典型,常见的异常类似于不成熟化生的表现,比如柱状上皮区域的厚白上皮并不常见,所以常被漏诊。本例患者行宫颈锥切术前 3 年,因为 HPV16 型感染,行阴道镜检查,病理结果提示慢性宫颈炎。

根据 2019 年美国阴道镜及宫颈病理学会(American Society for Colposcopy and Cervical Pathology,ASCCP) 宫颈癌筛查结果异常和癌前病变的管理共识(以下简称为

2019 版指南),建议对异常 TCT、HPV 结果进行阴道镜评估,子宫颈细胞学检查结果为 AGC 伴 HPV16/18 型阳性、其他类型高危 HPV 阳性和无明确诊断意义的不典型鳞状细胞(atypical squamous cell of undetermined significance,ASC-US)或更严重级别时,均应进行充分阴道镜评估活检和子宫颈管取样。根据 2019 年意大利阴道镜和病理学学会(SICPCV)建议:对细胞学提示 AGC(包括各种亚型)及 AIS 的患者,除不典型子宫内膜细胞外,无论 HPV 结果如何,均建议阴道镜检查及宫颈管取样。

根据 2020 年 SGO 指南更新建议:AGC 和 HPV16/18 型阳性者应行阴道镜检查、宫颈管取样和子宫内膜活检。鉴于 HPV18 型与宫颈 AIS 密切相关,无论阴道镜检查结果如何,对 HPV18 型阳性者行宫颈管取样是可以接受的。

(三) 宫颈锥切术

无论患者是否保留生育功能,对于宫颈 AIS 的患者,宫颈锥切术既是诊断,又是治疗。由于阴道镜诊断宫颈 AIS 的灵敏度仅为 60% 左右,约 70% 的患者阴道镜检查不满意,并且高达 40% 的子宫颈活检诊断为 AIS 的患者伴有浸润癌。宫颈 AIS 的最终诊断依赖于诊断性宫颈锥切术的病理结果。诊断性宫颈锥切术包括宫颈冷刀锥切术(CKC)与宫颈环形电切术(LEEP)。尽管两种术式所切除子宫颈锥体的体积、术后病变残留与复发风险无显著差异,由于 LEEP 手术对标本切缘的烧灼,可能会影响病理诊断,临床研究认为,选择锥切手术,CKC 优于 LEEP。但对于有生育要求的患者，LEPP 手术的产科并发症，包括早产、胎膜早破等发生率，LEPP 低于 CKC。若能做到整块切除及足够的阴性切缘，LEEP 也是可以采用的。本例患者由于有生育要求，为了减少术后妊娠的并发症，先行 LEEP，术后病理结果提示切缘阳性，与患者充分沟通后，于 LEEP 术后 2 个月，再次行 CKC，术后病理切缘阴性。

1. 诊断性宫颈锥切术指征

(1) 宫颈活检诊断为 AIS。

(2) 宫颈活检取样阴性，但细胞学为 AIS 或者 AGC-FN。

(3) 多次 TCT 检查为 AGC，但活检结果为阴性。

(4) ECC 提示 AGC，但活检结果呈阴性。

活检诊断为 AIS 的患者，需先行诊断性宫颈锥切术，以排除宫颈浸润性腺癌。

2. AIS 宫颈锥切术注意事项

(1) 标本要求：保持切除标本的完整性，避免标本碎片化。

(2) 切除深度：由于 AIS 病灶常位于宫颈管内，锥切深度不足与手术切缘阳性、病变残留相关。有生育要求者，锥切过深会增加子宫颈管狭窄、出血、流产、早产、未足月妊娠胎膜早破的发生率。但对标本深度仍有最低要求。对有生育要求的患者，锥切所获得标本深度应至少为 10mm；对无生育要求的患者，切除深度可适当增加至 18~20mm。绝经后锥切深度应达 20~25mm。年龄大于 30 岁是锥切术后病灶残留或疾病复发的高危因素。

(3) 切缘状态：应注意切缘状态的评估。宫颈锥切标本切缘阳性是指标本切缘可见病变,或切缘与病变的距离小于 1mm。锥切术后子宫颈内切缘阳性是病变残留与术后复发的高危因素,最易呈现阳性的部位为顶端切缘。推荐行宫颈锥切术的同时行 ECC,对所有宫颈锥切术诊断或治疗的宫颈 AIS 患者,手术应充分评估切缘状态及行子宫颈管取样(ECC 或 ECB)。

3. **宫颈锥切术后保留生育功能条件** 宫颈锥切术后切缘阴性是 AIS 患者保留生育功能的前提。初次宫颈锥切术后切缘阳性,有强烈保留生育功能意愿的患者可行二次宫颈锥切术。二次锥切切缘阴性,可保留生育功能。二次或多次宫颈锥切术的标本切缘仍为阳性时,推荐行改良根治性子宫切除术或筋膜外全子宫切除术,并依据术前影像学评估及术中探查,进行前哨淋巴结取样活检。

(四) 随访

宫颈 AIS 的患者行宫颈锥切术或子宫切除术后,均强调严密随访。随访内容包括 TCT、HPV、影像学检查如盆腔超声、盆腔增强 MRI 等,以排除浸润癌及复发。同时关注宫颈癌复发的症状,如接触性出血、阴道异常流血及白带异常等。

1. **宫颈锥切术后的随访管理** 本例患者行宫颈锥切术后一年内两次 TCT+HPV 检查均无异常,建议患者可以备孕。对宫颈锥切术后的随访,要求每 6 个月复查 1 次 TCT+HPV 及影像学检查,如果发现异常应行阴道镜活检和 ECC 或 ECB。有文献报道,约 12% 的患者行宫颈锥切术后 36 个月内,有复发或进展为浸润性癌的风险,建议在术后前 3 年,每 6 个月复查 1 次,当结果异常时行阴道镜检查及 ECC,3 年后若结果均为阴性,则可将随访时间调整为每年 1 次。保留生育功能者,在完成生育后可行子宫切除术。若患者年轻,有强烈的保留子宫愿望,在严密随访下,可以考虑保留子宫。

2. **子宫切除术后的随访管理** 有报道发现,宫颈 AIS 患者全子宫切除术后,仍有发生肿瘤远处转移的风险。因此,宫颈 AIS 患者行全子宫切除术后需长期和密切随访,有文献建议随访时间至少持续 20~25 年以上。建议术后 2 年内每 6 个月复查 1 次 TCT+HPV 及影像学检查,若结果异常应及时转诊阴道镜;2 年后若结果均为阴性,则调整为每年 1 次随访。

病例二 早期普通型宫颈腺癌

一、病例资料

女性,45 岁。

主诉: 性交后阴道流血 2 个月。

现病史: 患者 2024 年 6 月初出现性交后阴道流血,随后于当地医院检查提示 HPV18 型和 HPV6 型阳性,TCT 正常。阴道镜检查考虑子宫颈高级别上皮内病变,不排除癌变,遂行阴道镜下子宫颈活检术,病理提示腺癌(HPV 相关型，普通型，Silva A 型），现拟手术治疗入院。患者自发病以来无头晕、恶心、呕吐等，睡眠、饮食及二便均正常，近期体重无明显变化。

既往史：既往体健，否认外伤史，2008 年行开腹异位妊娠手术（具体不详）。

婚育史：已婚已育，G_5P_1，顺产一次，无生育要求。

月经史：平素月经规律，末次月经 2024 年 8 月 1 日。

家族史：否认遗传病史，父亲肺癌已故。

体格检查

外阴发育正常，阴毛分布呈女性型，大小阴唇未见明显赘生物，子宫颈正常大小，轻度糜烂样外观，阴道通畅，子宫如孕 2 月大，活动度好，双侧附件区未触及明显异常。三合诊：双侧宫旁软，无增厚和结节。

辅助检查

1. 实验室检查

（1）高危型 HPV 检测：HPV6、18 型阳性。

（2）TCT：NILM。

（3）血清肿瘤标志物（CA125、CA19-9、CA15-3、CEA、AFP、HE4、SCC）：均正常。

（4）血常规、凝血、肝肾功能均正常。

2. 影像学检查

（1）全腹增强 3D-CT：肝脏形态大小未见异常，表面光滑，密度均匀，未见异常密度影，增强扫描未见异常强化灶。肝内外胆管未见明显扩张，胆囊不大，胆囊壁不厚。胰腺形态密度未见异常。脾不大，密度均匀。胃肠道管壁未见异常增厚，管腔无狭窄及扩张，肠系膜密度均匀。双肾及肾上腺未见异常。膀胱充盈，壁不厚。子宫饱满，内膜不厚，增强后内膜可见强化影。盆腔可见少量液体密度影。腹膜后未见肿大淋巴结。检查意见：子宫内膜息肉？请结合相关检查。盆腔少量积液(图 7-5、图 7-6)。

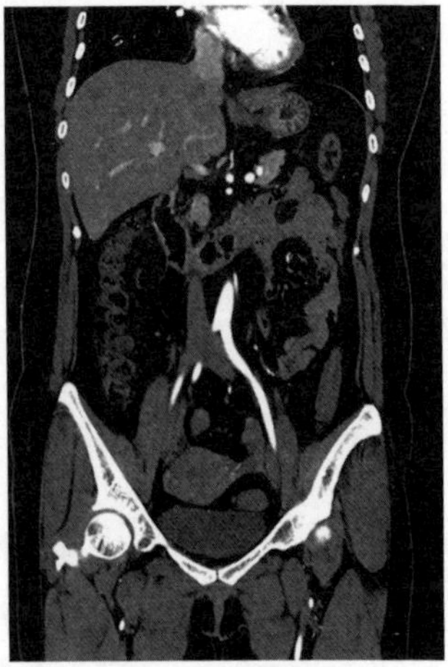

图 7-5　全腹增强 3D-CT 冠状位

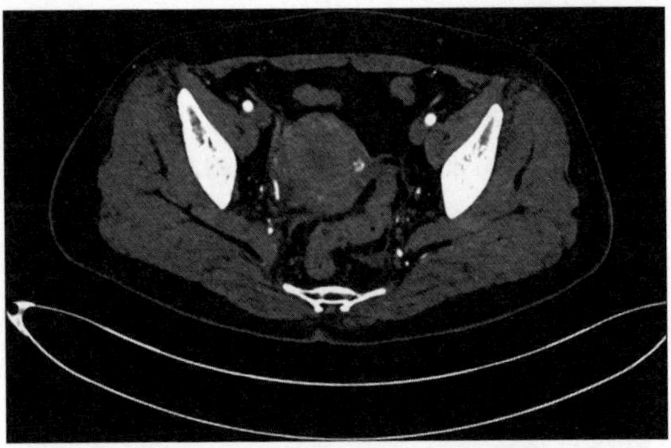

图 7-6　全腹增强 3D-CT 水平位

(2) 盆腔 MRI 平扫 + 增强：膀胱少量充盈，膀胱壁光滑，均匀。子宫大小形态正常，子宫后壁可见小结节状强化灶，宫腔内膜厚度正常，矢状面 T_2WI 示子宫三层结构信号正常。子宫颈肥大，黏膜增厚，约 1.0cm，子宫颈口处较明显，增强扫描可见弱强化。子宫颈可见多发小圆形囊性无强化长 T_2 信号影，大者直径约 0.6mm。右侧附件区可见囊实性长 T_2 信号影，大小约 3.2cm × 2.0cm，内伴多发分隔，增强扫描可见囊壁及分隔强化，左侧附件区未见异常。直肠子宫陷凹可见少量液性长 T_2 信号影，盆壁结构正常，盆腔内未见肿大淋巴结。检查意见：子宫颈黏膜增厚，性质待定，请结合临床及镜检。子宫小肌瘤可能性大。子宫颈有宫颈腺囊肿。右侧附件区见囊实性占位性病变，请结合临床及妇科检查。盆腔少量积液（图 7-7、图 7-8）。

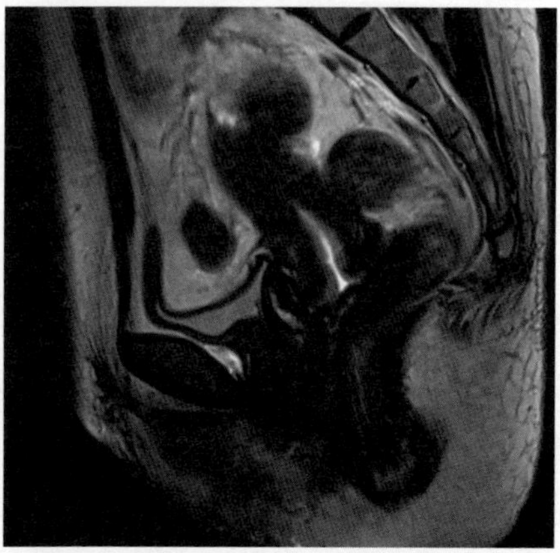

图 7-7 盆腔 MRI 平扫 + 增强矢状位 1

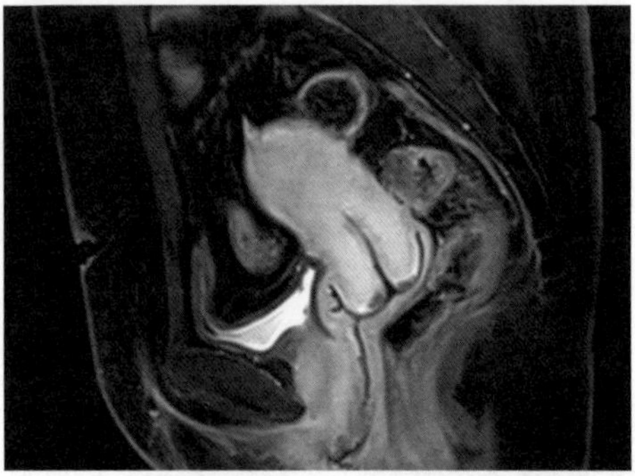

图 7-8 盆腔 MRI 平扫 + 增强矢状位 2

3. **病理检查** 子宫颈活检病理会诊：子宫颈 5 点：局灶少量腺体不典型增生，腺癌（HPV 相关型、普通型、Silva A 型）；子宫颈 7 点：低级别鳞状上皮内病变（low-grade squamous intraepithelial lesion，LSIL）/CIN1 级；子宫颈 12 点：鳞状上皮乳头状增生；子宫颈管：慢性炎症。

4. **阴道镜检查** 见图 7-9。

初步诊断

宫颈腺癌 Ⅰ B1 期，子宫肌瘤，子宫内膜息肉。

治疗过程

患者已婚已育，未绝经。无生育要求，要求手术治疗并不保留卵巢。于 2024 年 8 月 13 日行经腹根治性全子宫切除术、双侧卵巢输卵管切除术、盆腔淋巴结切除术。手术顺利（图 7-10、图 7-11）。

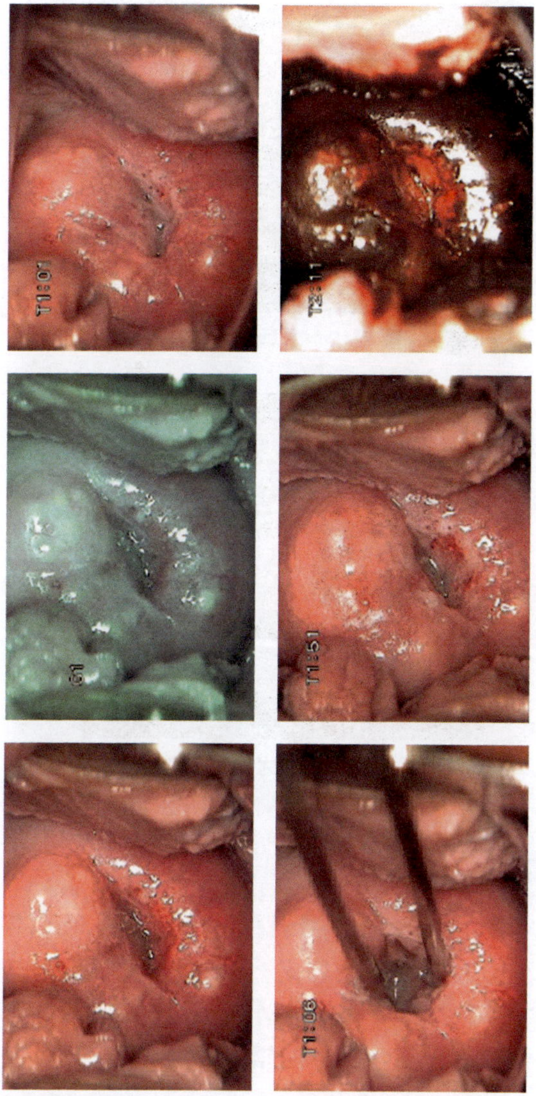

图 7-9 阴道镜图像

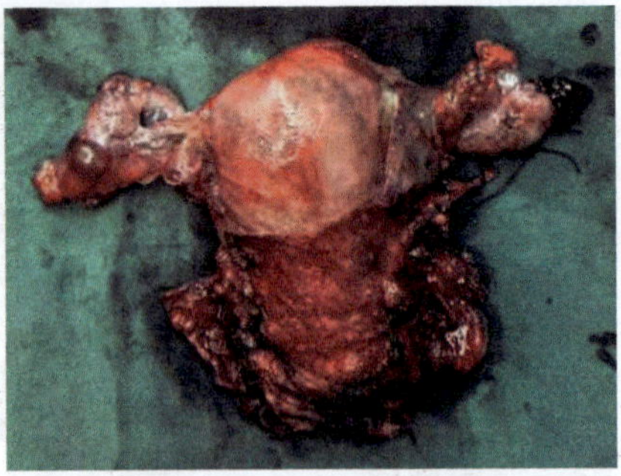

图 7-10 术后大体标本

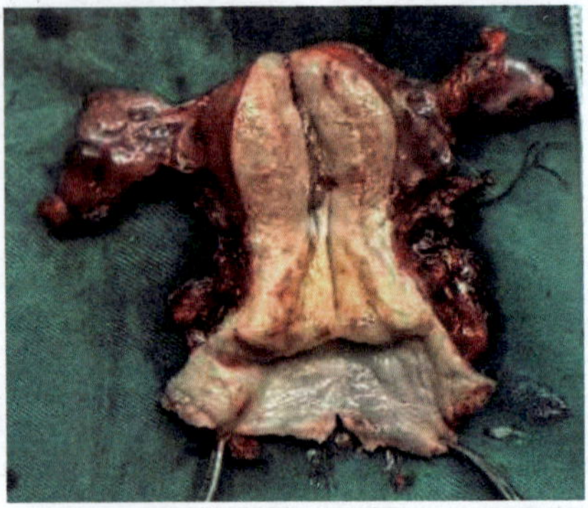

图 7-11 术后大体标本剖视

术后病理

大体标本：子宫颈病灶范围约 1.2cm × 1.0cm，肉眼间质浸润小于 1/3；阴道穹窿完整；子宫壁间多发肌瘤结节，质韧；子宫内膜多发息肉样赘生物，质软；双侧卵巢输卵管外观正常；双侧宫旁切除约 4cm，阴道切除约 4cm；盆腔淋巴结未见肿大，切除左侧 10 枚，右侧 11 枚，双侧髂总淋巴结送冰冻病理：未见癌。

镜下诊断：子宫颈：少量腺体不典型增生，结合术前活检病理切片，符合腺癌（HPV 相关型，普通型），浸润模式 Silva A 型，浸润深度 3mm，宽度 8mm，未见神经脉管侵犯；伴低级别鳞状上皮内病变（LSIL/CIN1）（图 7-12）；子宫肌壁：腺肌瘤伴内膜单纯性增生；子宫内膜：符合内膜息肉；阴道壁断端、子宫颈管、双侧输卵管、双侧卵巢、双侧骶主韧带未见癌；左侧髂总淋巴结（0/4）、右侧髂总淋巴结（0/1）、左盆腔淋巴结（0/7）、右盆腔淋巴结（0/5）均未见癌。

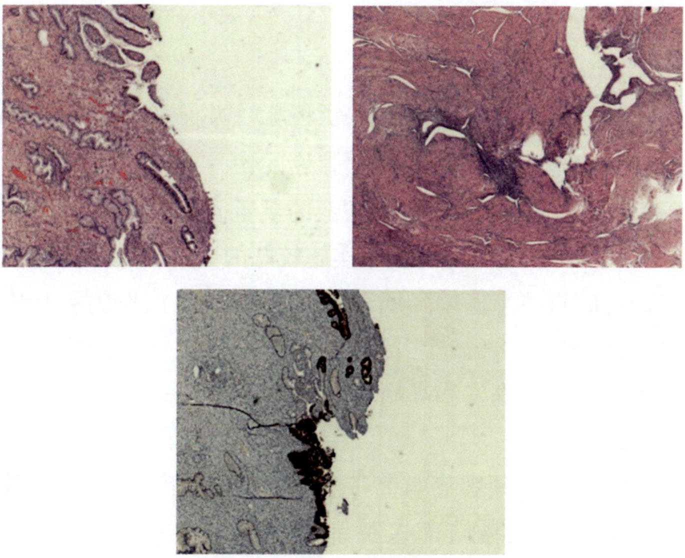

图 7-12　术后病理

免疫组化:Ki-67(80%+),p16(+)。PTEN(+),PAX2(–),beta-Catenin(+),CD10(+),MLH1(+),MSH-2(+),MSH-6(+),PMS2(+)。

术后诊断

宫颈腺癌ⅠB1期(Silva A型,T1bN0M0),高危型HPV感染,子宫腺肌瘤(Ⅴ型,多发),子宫内膜息肉(多发)。

术后处理

定期随访:2年内每3~4个月复查一次,3~5年每半年复查一次,5年后每年复查一次。

二、讨论

这是一例典型的早期HPV相关型普通型腺癌的病例,整个诊疗过程严格参照宫颈腺癌的诊疗规范进行。随着HPV疫苗和宫颈癌及癌前病变的规范筛查与规范治疗的普及,世界范围内,预防措施实施较好的国家和地区实现了宫颈癌的总体患病率降低,但宫颈腺癌的患病率仍呈上升趋势,已由5%~10%上升至20%~25%,且发病逐渐趋于年轻化。宫颈腺癌发病高峰年龄为35~39岁,表现出一种年轻化趋势。

85%的宫颈腺癌与高危型HPV感染相关,单一型别HPV感染占73.4%,而多种型别HPV感染仅占9.3%,其中HPV16、18、45型检出率最高,HPV16型感染占36.3%,

HPV18 型感染占 36.8%，HPV45 型感染占 5.2%。本例患者检查示 HPV18 型阳性，为 HPV 相关型普通型腺癌。

性行为是 HPV 相关型宫颈腺癌的重要危险因素，HPV 主要是通过性接触传播，一些可能增加 HPV 感染的因素会增加宫颈癌的发生风险，如初次性生活年龄小于 14 岁、多个性伴侣或性伴侣有多个性伙伴、性卫生不良或者性伴侣患有性传播疾病等。此外，早婚、早育、多孕多产、经期、产褥期卫生不良、吸烟、避孕方式、免疫因素、营养因素等均可能与罹患宫颈腺癌相关。本例患者已婚已育，HPV 感染和性行为密切相关。

（一）早期宫颈 HPV 相关型普通型腺癌的诊断

1. 临床表现 宫颈腺癌来源于子宫颈管黏膜及黏膜腺体，临床中 15%~20% 的宫颈腺癌患者可能无症状，且早期临床表现较隐匿，多数病变位于宫颈管内，可无明显症状及体征，可能与其他妇科疾病症状相似，因此仅有 67.9% 的宫颈腺癌患者在术前得到确诊，低于宫颈鳞状细胞癌的 98.08%。

早期普通型宫颈腺癌占宫颈腺癌的 85%~90%，发病年龄多为 40~50 岁，临床多表现为阴道出血及肿物，其中 50% 为外生型，子宫颈壁溃疡或弥漫性浸润（“桶形宫颈”）较少见，部分患者可能无症状，仅体现为宫颈细胞学检查异常。早期内生型宫颈腺癌在妇科检查时不易发现，表现为子宫颈光滑或者糜烂样改变。外生型患者早期表现为宫颈口赘生物，若病情进一步发展，宫颈可见外生菜花状肿块。部分患者可出现阴道分泌物异常，宫颈腺癌患者的分泌物通常呈水样或黏液样。该患者妇科检查仅见糜烂样宫颈外观，未见确切肿瘤性病变，与患者期别较早有关，但在 MRI 的影像中宫颈黏膜可见异常强化信号影，对病变有一定的提示作用。

总之，早期普通型腺癌发病年龄偏早，与 HPV 感染密切相关，但发病更加隐匿，可能无特殊临床症状，尤其是宫颈管内生型腺癌，可能被忽视或漏诊，本例患者 TCT 检测未提示异常，幸运的是该患者宫颈活检病理取材较为精准，得以在术前进行了准确的诊断。

2. 辅助检查

(1) 宫颈癌筛查：HPV 相关型腺癌的初筛主要依赖于 HPV 和 TCT 检测，强调于宫颈转化区（即原始和生理性鳞 - 柱交接部上皮之间的区域）取材送检。宫颈腺癌中 HPV18 型阳性率可高达 34%~50%，HPV16 型阳性则占 30%。在目前普遍采用的 TBS 报告中，腺上皮异常主要包括 4 类：①不典型腺细胞（atypical glandular cell，AGC）；②不典型腺细胞倾向瘤变（atypical glandular cell-favor neoplastia，AGC-N）；③宫颈原位腺癌（adenocarcinoma in situ，AIS）；④腺癌（adenocarcinoma，AC）。

需要注意的是，国内外宫颈细胞学检测腺上皮病变准确度较低，且报告率差异较大，比如本病例中 TCT 报告未能提示腺上皮病变。当细胞学诊断 AGC 时，仅 4%~5% 活检病理证实为宫颈 AIS，2%~7% 证实为 AC。经细胞学诊断宫颈 AIS 的灵敏度为 50%~69%，准确度为 50%，假阴性率高达 3.8%~11.7%。所以，单纯通过细胞学检查结果容易导致宫颈 AIS 的漏诊。因此，HPV 联合 TCT 检查以更高的灵敏度提高了宫颈管腺性病变的检出率。

(2) 甲基化检测：DNA 甲基化是宫颈癌关键基因最常见的表观遗传改变，甲基化状态与 HPV 诱导的宫颈癌发生有显著相关性。研究提示，宫颈腺癌组织 *SOX1* 基因启动子区呈高甲基化状态，与 illumina 850K 甲基化芯片检测及 Q-RT-PCR 检测结果一致；illumina 850K 甲基化芯片技术检测结果显示，宫颈腺癌细胞中高甲基化 CpG 位点的发生频率高于低甲基化 CpG 位点，Q-RT-PCR 验证试验结果显示，*SOX1*、*CCND1*、*PRKCA* 均有甲基化表达，与 illumina 850K 甲基化芯片技术筛选结果一致，但 *CCND1*、*PRKCA* 基因在宫颈腺癌组织中甲基化表达程度较低，可能不是宫颈腺癌特异甲基化表达基因，推测 *SOX1* 基因启动子区甲基化状态有望成为宫颈腺癌的特异性筛检指标。

(3) 病理诊断：根据 2020 年 WHO 宫颈腺癌分类，HPV 相关型腺癌分为普通型、黏液型和腺癌 NOS。早期普通型宫颈腺癌的病理诊断主要依赖于宫颈活检术 + 宫颈管搔刮术标本确定，当活检标本无法确诊时，必要时需进行诊断性锥切协助诊断。

普通型腺癌镜下表现为分化良好至中等的筛状、乳头状、实性、微腺或囊状生长模式，由圆形或椭圆形的黏蛋白耗竭腺体组成。分化差的形态表现为簇状、索状或单细胞浸润伴促结缔组织增生性或炎性基质反应。可能存在黏蛋白池。肿瘤细胞假复层,细胞核增大、拉长和深染,核仁突出,顶端双嗜性或嗜酸性,少黏蛋白细胞质(不足 50%),可见明显的顶端有丝分裂象和凋亡小体。

本病例患者宫颈表面多点 p16 阳性,符合普通型腺癌的表现。普通型腺癌在免疫组化中 p16 和 CEA 常为呈弥漫性阳性;波形蛋白(vimentin)、雌激素受体(ER)和孕激素受体(PR)通常呈阴性;细胞角蛋白 7(CK7)阳性,CK20 阴性,PAX8 常为阳性。

(二)早期子宫颈 HPV 相关型普通型腺癌的治疗与预后

1. 手术治疗 早期宫颈腺癌的治疗方案以手术 ± 放化疗为主,目前尚无专门针对宫颈腺癌制订的标准治疗方案,主要参照宫颈鳞状细胞癌的治疗方案。根据患者生育要求,分别采用保留生育功能和不保留生育功能的手术。保留生育功能手术包括宫颈锥切术和经腹 / 经阴道 / 经腹腔镜根治性子宫颈切除术。不保留生育功能手术多采用根治性子宫切除术。

早期、低危型宫颈癌患者的手术已趋向保守。ConCerv 研究是一项前瞻性、单臂、多中心研究,旨在评估宫颈锥切术和筋膜外子宫切除术在早期、低危型宫颈癌中的可行性和安全性。其提出的 ConCerv 标准已被 NCCN 及国内指南所推荐。但是否全盘采纳该研究结论还存在争议。对于保留生育功能的患者,保守性手术可能对提高术后妊娠率、减少妊娠后流产、早产率有积极的影响,值得采纳。但对于不保留生育功能的根治性手术,保守性手术尚须谨慎对待。

对于宫颈腺癌患者,处理方式还要参考 Sliva 分型等因素,采用保守性手术更应慎重。Silva 分型体系是基于肿瘤的浸润方式进行分类,将宫颈腺癌分为 A、B、C 三型,适用于 HPV 相关型腺癌,对于早期宫颈腺癌盆腔淋巴结转移的预测价值和手术方式选择的参考价值已得到较为广泛的认可。

Silva 分型系统对宫颈腺癌患者治疗方案的选择具有指导意义,Silva 团队建议:对于 A 型腺癌,无淋巴脉管间隙浸润(lymphovascular space invasion,LVSI),无淋巴结转移和复发,并且无需区分原位腺癌和早期浸润型腺癌,因此,对于这类患者可采用宫颈锥切术,如切缘阴性,可保留子宫体,避免进行淋巴结切除和辅助治疗;对于 B 型腺癌患者,可采用单纯子宫切除术 + 前哨淋巴结活检,若存在淋巴结转移或 LVSI,推荐术后辅助治疗;对于 C 型腺癌,复发和转移的比例较高,推荐采用根治性手术 + 系统性淋巴结切除术 + 积极的术后辅助治疗。对有保留生育功能需求的患者,Silva A 型可保留生育功能,且无需行盆腔淋巴结切除及辅助治疗;Silva B、Silva C 型提示该肿瘤的生物学行为更具有侵袭性,尤其 Silva C 型,由于预后差,不推荐进行保留生育功能的手术。基于 Silva 分型的手术方案的制订对早期宫颈腺癌的处理具有重要意义。

对于本例患者，术前和术后 Silva 分型均为 A 型，可以预测疾病的生物学行为较好，复发转移风险较低，但患者临床诊断为明确的ⅠB1 期，结合目前宫颈癌以分期为前提的诊疗原则，通常建议行根治性子宫切除术，向患者及家属交代病情后确定了最终手术范围：行经腹根治性全子宫切除术、双侧卵巢输卵管切除术、盆腔淋巴结切除术。

普通型腺癌的 5 年无病生存率为 77%~91%，5 年总生存率为 50%~65%。Silva 分型可以预测侵袭性宫颈腺癌的淋巴结状态和预后，能否作为独立的预测指标尚有争议，但对于淋巴结转移具有预测价值，若联合其他宫颈腺癌危险因素共同判断有利于指导精准治疗，以及对患者采取个体化治疗方案。

2. **放射治疗** 根治性放疗适用于部分ⅠB3 期、ⅡA2 期和ⅡB/ⅣA 期患者及全身情况不适宜手术的ⅠA1、ⅠB2/ⅡA1 期的宫颈腺癌患者。而术后辅助放疗，基于高危因素（淋巴结转移、宫旁浸润和切缘阳性），腺癌和鳞状细胞癌的处置无差别；合并中危因素的处置，NCCN 指南仍推荐依据 Sedlis 标准进行辅助治疗。目前，因腺癌病理诊断的特殊性，故“四因素模型”在临床中应用较多，四因素包括组织学类型、肿瘤直径 ≥ 3cm、LVSI、间质浸润 ≥ 2/3。对于腺癌或腺鳞癌患者，存在四因素模型中除组织学类型以外的任何一项中危因素，即推荐行盆腔外照射 + 含铂同期化疗 ± 阴道内近距离放疗。本病例患者的术后病理无高危因素,四因素模型仅满足1项组织学类型为腺癌,且患者术后病理 Silva 分型为A型,故不推荐补充术后辅助治疗。

早期HPV相关型普通型腺癌的诊疗与同分期的宫颈鳞状细胞癌类似,以手术治疗为主,必要时辅以放化疗。在手术方案的制订中,Silva 分型具有重要的指导意义,包括保留生育功能的可行性和根治性手术方案的制订。Silva 分型也能够与临床特征结合共同进行疾病预后的预测。放疗对宫颈腺癌的疗效劣于宫颈鳞状细胞癌,预后相对鳞状细胞癌较差,所以在手术指征上可比鳞状细胞癌适当放宽,以期达到最佳的预后。

病例三　晚期普通型宫颈腺癌

一、病例资料

女性,43岁。

主诉:阴道排液2个月,腹胀伴胸闷气短1个月。

现病史:患者于2022年8月开始出现阴道排液,有异味,当时未在意也未诊治。2022年10月开始出现腹胀,时有胸闷、气短,无腹痛,于外院行妇科检查发现宫颈占位病变,行宫颈活检术,病理提示宫颈腺癌。10月中旬开始到我院就诊,检查提示子宫颈及子宫体占位病变,考虑为恶性病变,合并大量腹腔积液及中量胸腔积液。外院子宫颈活检病理经我院会诊，结果提示为宫颈腺癌，考虑为 HPV 相关型，建议术后大标本充分取材进一步明确分型。影像学检查考虑存在盆腔、大网膜、盆腔淋巴结、胸骨旁淋巴结等转移。患者否认异常阴道流血，否认性交后流血，近半年因夫妻异地，无性生活。患者自觉平素体健，生育后从未进行体检。入院时一般状态较差，胃纳差，大便干燥，2~3 天 1 次，近 2 周尿量减少，每天约 300~500ml，近 1 个月体重下降 5kg。

既往史：既往体健，否认外伤及手术史。

婚育史：已婚已育，$G_3P_1A_2$。

月经史：平素月经规律，末次月经 2022 年 10 月 8 日。

家族史：父亲患肺癌已故，无其他癌症家族史。

体格检查

ECOG 评分 3 分。腹部查体：腹膨隆，移动性浊音阳性，腹部无压痛、反跳痛和肌紧张。妇科检查：外阴正常，子宫颈见菜花样病灶，最大直径约 4cm，有接触性出血。阴道后穹窿可触及结节。三合诊：双侧宫旁增厚结节状，弹性差，近盆壁。

辅助检查

1. 实验室检查（2022 年 10 月 28 日）

（1）血清肿瘤标志物：CA125 ：788U/ml，CA15-3 ：26U/ml，HE4 ：270.8pmol/L。

(2)肝肾功能:ALB:25g/L,Cr:正常范围。

(3)D-D:>20μg/ml。

(4)HB:84g/L。

2. **影像学检查(2022 年 10 月)**

(1)盆腔超声:子宫体大小约 7.5cm×6.4cm×7.0cm,子宫内膜厚度约 0.6cm,肌层回声不均匀,后壁可见结节样回声,直径约 2.0cm。子宫颈大小约 3.8cm×4.8cm×5.5cm,子宫颈回声减低不均匀,血流较丰富,较杂乱。右卵巢内可见囊性回声,大小约 4.2cm×4.4cm,囊腔内清晰。左卵巢大小约 3.3cm×2.2cm。子宫后方可见液性暗区,深度约 2.8cm。子宫前方可见液性暗区,深度约 3.3cm。腹腔内可见液性暗区,右下腹液性暗区深度约 6.5cm。

(2)盆腔增强 MRI:子宫形态饱满,子宫颈及宫体中下部实质内稍长 T_2 等 T_1 信号病变,垂直长径约 8.1cm,横径 4.8cm,DWI 信号增高,ADC 值减低,强化信号不均匀减低,部分子宫内膜、结合带及肌层受累,子宫颈多发小长 T_2 信号灶,未见明显强化;双侧附件区未见异常信号。直肠壁未见增厚。盆腔两侧髂血管旁多发淋巴结,部分增大,最大者短径 11.6mm,双侧腹股沟未见增大淋巴结,盆腔内见积液。诊断意见:子宫颈及子宫体中下部实质内异常信号病变,考虑恶性病变,宫颈癌累及宫体可能,子宫内膜癌待排除,请结合临床;盆腔两侧髂血管旁多发淋巴结,部分增大,考虑多发转移性淋巴结;盆腔积液(图 7-13~ 图 7-15)。

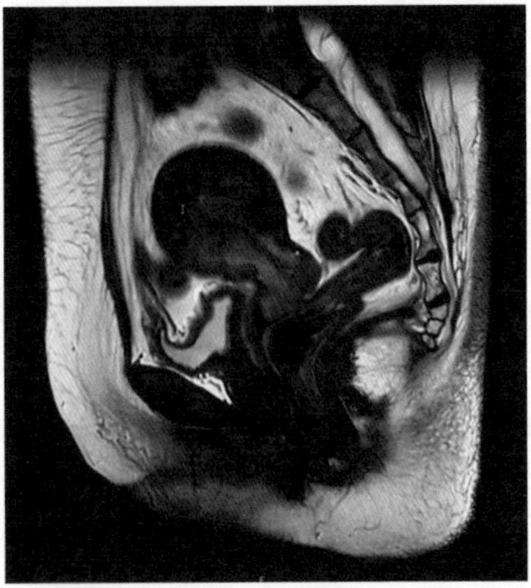

图 7-13 MRI 提示宫颈病灶 1

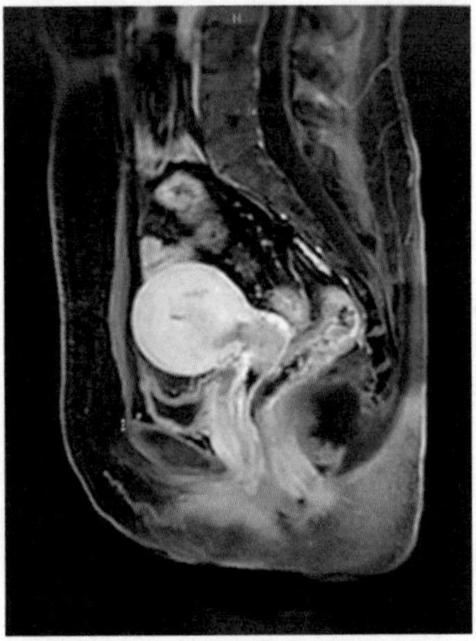

图 7-14 MRI 提示宫颈病灶 2

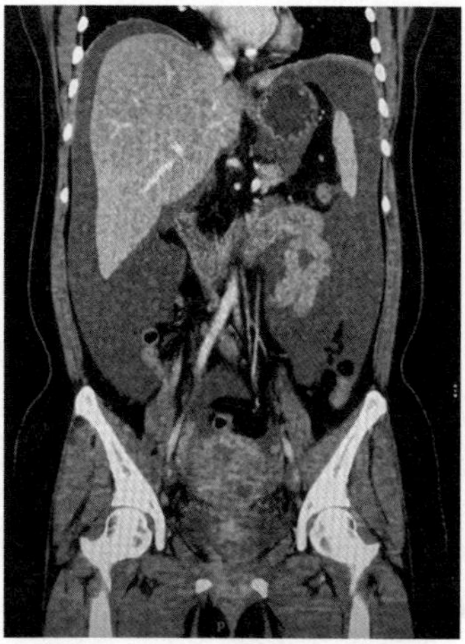

图 7-15 CT 提示肿大淋巴结

（3）PET/CT：①子宫体至子宫颈软组织影，代谢增高，多考虑恶性病变。②腹盆腔腹膜及大网膜增厚伴多发絮状密度增高影，与周围肠管及双侧附件区分界不清，代谢增高，多考虑恶性病变转移。③腹膜后区及双侧盆壁淋巴结影，代谢增高，多考虑恶性病变转移；胸骨两旁约平第 5 胸椎水平淋巴结影，代谢增高，恶性病变转移待排除；腹盆腔积液。④双侧锁骨上淋巴结代谢略增高，建议密切复查；膈上淋巴结显示。⑤双肺散在微小结节影，无代谢增高，建议定期复查；双肺钙化灶；双肺炎症改变；左侧胸腔积液。⑥甲状腺双叶密度不均，无代谢增高，建议定期复查；双侧乳腺组织致密。⑦脾脏代谢弥漫性增高，建议定期复查；副脾；左侧肩周炎。⑧视野内余部未见异常，请结合临床。

3. **病理诊断** 宫颈活检病理会诊：宫颈腺癌，考虑为HPV相关型，建议术后大标本充分取材进一步明确分型。免疫组化：P16（+），CK（+），Ki-67（10%+），ER（–），PR（–），C-ErbB-2（0），PD-L1，TPS=0，CPS=0，一抗使用22C3克隆，PharmDx染色，阳性对照有效，阴性对照有效。MLH1（+），MSH2（+），MSH6（+），PMS2（局部+），P53（弥漫+，突变），CEA（–），P40（–），P63（–），WT-1（–）。

4. **其他检查** 双下肢深静脉超声检查：右下肢血栓（右侧小腿肌间静脉血栓形成），右侧髂外静脉内局部可疑小血栓。肺动脉CTA：未见明确血栓形成。

初步诊断

宫颈HPV相关型普通型腺癌ⅣB期，右下肢深静脉血栓形成。

治疗过程

1. 2022年10月30日进行多学科讨论（multi-disciplinary team，MDT）

（1）病理：腺癌考虑HPV相关，普通型可能大，材料极小，建议待手术后重新取材后进一步明确诊断。注意内膜病变转移至宫颈。

（2）患者一般状态较差，可先行新辅助化疗。

（3）行抗凝治疗，监测血栓情况。

2. **子宫颈重新取材活检** 根据MDT意见，在我院重新进行子宫颈活检病理。在子宫颈3点(A)、6点(B)、9点(C)、12点(D)取材。结果为宫颈腺癌,考虑为HPV相关型,仍需要术后大标本充分取材进一步明确分型。免疫组化结果:蜡块号:A点:PD-L1(CPS=2,TPS=2,阴性对照/阳性对照有效,抗体clone 22C3),CD3(+),CD8(+),(CD8/CD3=4/5)。B点:CK(+),Ki-67(30%+),CEA(−),p40(局灶+),p63(少数+),vimentin(+),PAX8(+),WT1(−),p16(+),p53(突变),ER(−),PR(−),CD10(−),napsin-A(−),synaptophysin(−),CDX2(−)。

3. 治疗经过

(1)2022年11月5日行第1程化疗:白蛋白结合型紫杉醇+顺铂。

(2)2022年11月25日行第2程化疗,因患者肾功能异常,化疗方案改为白蛋白结合型紫杉醇+卡铂。疗效评估:子宫颈病灶无明显变化,宫旁稍软,CA125:135U/ml,CA15-3:20U/ml,HE4:264pmol/L。

(3)2022年12月20日行第3程化疗:白蛋白结合型紫杉醇+卡铂。疗效评估:肾功能恢复正常,子宫颈病灶未见缩小,宫旁仍增厚,CA125:22.4U/ml,HE4:204pmol/L。

(4)3次化疗后评估病情,患者一般状态较前好转,ECOG评分2分,下肢血栓转为慢性期。影像学胸腔积液及盆腔积液消失,腹膜增厚较前好转,淋巴结较前缩小,子宫颈病灶较前无明显变化。化疗相关副作用:使用顺铂期间肾功能异常;骨髓抑制3度(中性粒细胞:0.8×10^{9}/L,

HB：65g/L)。

(5)2023 年 1 月 7 日、2023 年 2 月 10 日行第 4、5 程化疗：白蛋白结合型紫杉醇 + 卡铂 + 信迪利单抗。疗效评估：子宫颈病灶未见缩小，右侧宫旁增厚不明显，左侧条索状未达盆壁，CA125：13.6U/ml，HE4：143pmol/L。

(6)2023 年 3 月 7 日再次 MDT 意见：①影像学评估宫颈形态欠佳，变化不明显，子宫体部强化不均匀，变化不明显。双侧盆壁淋巴结略缩小，腹膜及网膜结节较 2023 年 1 月变化不明显，腹主动脉旁淋巴结缩小，血栓已消失。②建议补充 HER2 检测，寻找针对性靶向药。③患者既往有血栓病史，但目前已平稳，可加用抗血管药物，阿帕替尼 / 安罗替尼类药物副作用较小，充分知情同意前提下可考虑应用。④将卡铂更换为奈达铂。⑤手术和放疗不获益，可继续化疗，充分交代预后较差。⑥基因检测寻找靶点。

根据 MDT 意见，患者补充 HER2 免疫组化检测，结果阴性，因经济原因拒绝基因检测。

(7)2023 年 3 月 8 日—4 月 26 日行第 6、7、8 程化疗：白蛋白结合型紫杉醇 + 奈达铂 + 信迪利单抗 + 口服安罗替尼 10mg+ 雷替曲塞 4mg 子宫颈局部注射。第 8 次化疗后疗效评估：子宫颈病灶明显缩小，穹窿可见，CA125：7.27U/ml，HE4：110pmol/L。

(8)2023 年 5 月 23 日：ECOG 评分 2 分。影像学评估宫颈病变大小明显缩小，网膜散在结节，较前密度减低，双侧盆壁淋巴结进一步缩小，腹水消失，胸骨旁淋巴结缩小

(0.6cm 缩小至 0.3cm),腹膜后淋巴结变化不大,右侧心膈角淋巴结略缩小(0.4cm 缩小至 0.2cm)。因患者不愿意继续化疗,再次 MDT 建议:安罗替尼 + 免疫治疗,局部继续使用雷替曲塞。

(9)2023 年 6—7 月末:安罗替尼 + 卡度尼利单抗 2 疗程,CA125 :34.3U/ml,HE4 :603pmol/L。

(10)2023 年 8 月 1 日:患者因腹胀返院,ECOG 评分 3 分。影像学评估子宫颈病灶缩小,腹膜结节、网膜结节较前增厚,腹水增多,双侧盆壁淋巴结较前变化不明显。MDT 建议:继续免疫治疗,加上白蛋白结合型紫杉醇。贝伐珠单抗腹腔注射。

(11)2023 年 8 月 3 日—2023 年 10 月 2 日行第 9、10、11 程化疗:白蛋白结合型紫杉醇 + 卡度尼利单抗 + 贝伐珠单抗(腹腔灌注)。疗效评估:腹胀减轻,腹水减少,CA125 :27.3U/ml,HE4 :301pmol/L。

(12)2023 年 11 月 6 日—2023 年 12 月 29 日行第 12、13、14 程化疗:吉西他滨 + 贝伐珠单抗(静脉注射)+ 卡度尼利单抗。疗效评估:子宫颈病灶进一步缩小,穹窿及阴道未见病灶,右侧宫旁增厚,弹性稍差,左侧宫旁呈条索状未达盆壁,CA 125 :26.6U/ml,HE4 :190pmol/L。

(13)入组外院临床试验(具体方案不详)。

随访

2024 年 4 月电话随访,入组临床试验已进行 3 周期治疗，评效 SD。

2024 年 6 月疾病进展，出组临床试验，患者一般状态差，放弃治疗。

二、讨论

这是一例非常晚期的宫颈腺癌病例，治疗非常棘手。近年来，宫颈腺癌发病呈现年轻化趋势，临床上内生型患者多于外生型患者，内生型宫颈腺癌往往隐匿于宫颈管内，妇科检查时不易发现，随着病情进展，宫颈可增粗呈桶状，肥大质硬，或延伸至宫颈表面见菜花状肿块。该患者年仅 43 岁，由于长期不体检，对自身出现的症状未能重视并及时就诊，导致发现时疾病即处于晚期、广泛转移，初始治疗无法从手术中获益，全身治疗不敏感等均预示着较差的预后，提醒广大女性应重视妇科检查和宫颈癌筛查。

宫颈腺癌可分为 HPV 相关型腺癌和 HPV 非依赖型腺癌，后者预后较差，且肿瘤体积更大。与 HPV 非依赖型腺癌相比，HPV 相关型腺癌肿瘤分化程度更好、肿瘤体积更小、分期更早，肿瘤特异性相关病死率更低。但是，HPV 相关型宫颈腺癌的生物学行为、治疗结果和预后因素也与鳞状细胞癌不同，对放化疗相对不敏感，预后比鳞状细胞癌差。国内一项大样本研究比较宫颈鳞状细胞癌和腺癌 / 腺鳞癌在根治性放化疗后的生存结局，其中在ⅡB~ ⅣB 期患者中，鳞状细胞癌组 5 年 OS 和 DFS 均高于腺癌组（70.7% *vs.* 54.3%，P<0.001）。虽然本例患者为 HPV 相关型

普通型宫颈腺癌，但诊断时已是晚期，失去了手术和放疗的机会，药物治疗效果也不理想，故从诊断开始生存期不足两年。

(一) 晚期宫颈腺癌的治疗现状

在 NCCN 指南中，推荐宫颈腺癌的治疗方法与宫颈鳞状细胞癌基本一致。对晚期、远处转移的ⅣB 期患者，若适合局部治疗，可考虑局部切除 ± 个体化放疗，或局部消融治疗 ± 个体化放疗，或个体化放疗 ± 全身系统治疗，也可考虑辅助性系统性治疗。若不适合局部治疗者，可行全身系统性治疗或支持治疗。针对本病例，患者诊断时已出现了远处转移，治疗原则是首选全身系统性治疗为主，远处转移病灶得到控制后，适当考虑局部治疗，包括局部药物注射治疗。

研究显示，与宫颈腺癌相比，尽管鳞状细胞癌患者表现出更高的 PD-L1 表达率，但这种差异不显著。在一项研究中，PD-L1 在宫颈鳞状细胞癌和腺癌中的表达率分别为 58.7% 和 50%。其他一些报告中这一比例可能更低，但总体上鳞状细胞癌表达高于腺癌。伴 PD-L1 阳性腺癌患者的疾病特异性生存明显差于不伴 PD-L1 阳性的腺癌患者(P=0.014)，在原发肿瘤和配对的转移淋巴结中，PD-L1 的表达没有差异，但 PD-L1 阳性免疫细胞在转移灶周围的表达明显高于配对的原发灶($P<0.05$)，提示 PD-L1 在宫颈癌免疫逃逸中的关键作用，并为靶向 PD-1/PD-L1 通路的治疗提供了理论依据。KEYNOTE-826 是一项帕博利珠单抗或安

慰剂联合化疗(联用或不联用贝伐珠单抗)治疗持续性、复发性或转移性宫颈癌的Ⅲ期前瞻性随机对照临床试验,在总体人群、PD-L1 CPS ≥ 1 的患者、PD-L1 CPS ≥ 10 的患者中,化疗(联用或不联用贝伐珠单抗)的基础上加用帕博利珠单抗改善了持续性、复发性或转移性宫颈癌患者的 PFS 和 OS。

近年来,对 PD-L1 阳性的患者,以铂类药物为基础的化疗联合帕博利珠单抗和 / 或贝伐珠单抗已成为晚期、复发性宫颈癌的一线治疗方案。综合 NCCN、《中国妇科肿瘤临床实践指南》《妇科恶性肿瘤免疫治疗中国专家共识(2023 年版)》《宫颈癌免疫检查点抑制剂临床应用指南(2024 年版)》等指南意见,推荐帕博利珠单抗单用或联合化疗 ± 贝伐珠单抗用于 TMB-H、PD-L1 阳性、MSI-H/dMMR 的复发、转移性宫颈癌二线及以上治疗;推荐纳武利尤单抗、赛帕利单抗用于治疗 PD-L1 表达阳性的既往治疗失败的复发 / 转移性宫颈癌患者;推荐卡度尼利单抗用于治疗既往失败的复发 / 转移性宫颈癌患者。

该患者 PD-L1 CPS=2,是应用免疫检查点抑制剂的适用对象。因经济原因初始治疗选用单纯化疗,疾病进展时加上了信迪利单抗。去化疗时应用了卡度尼利单抗。卡度尼利单抗(AK104)是针对 PD-1 和 CTLA4 的双特异性抗体。研究显示,无论患者 CPS 状态如何,卡度尼利单抗联合铂类化疗 ± 贝伐珠单抗均显示了良好的抗肿瘤活性。评估卡度尼利单抗联合含铂化疗 ± 贝伐珠单抗对比化疗一线治疗复发性或转移性宫颈癌的疗效和安全性的Ⅲ期临床试验 COMPASSION-16 研究取得了令人满意的生存获益。

因化疗是晚期宫颈腺癌治疗的重要组成部分，但宫颈腺癌比鳞状细胞癌对化疗相对不敏感。常需联合其他药物治疗，效果往往欠佳。国内一项贝伐珠单抗联合吉西他滨治疗晚期宫颈腺癌的临床分析中，与化疗单药相比，联合用药组 ORR 明显增加（58.8% *vs.* 32.4%），与另一项研究结果类似（50% *vs.* 37.5%）。目前，化疗联合免疫检查点抑制剂和抗血管生成药物已成为晚期、复发转移宫颈癌常用的治疗方法。在选择药物时，除了考虑适应证外，还需要关注禁忌证。本例患者因存在深静脉血栓，初始治疗时并没有加上贝伐珠单抗，等到血栓控制后才开始使用。

替索单抗（TV）是全球首个获批用于治疗复发或转移性宫颈癌的抗体偶联药物（antibody-drug conjugate，ADC），NCCN 宫颈癌临床实践指南推荐为复发、转移性宫颈癌 2 线或以上治疗的首选药物之一。替索单抗靶向组织因子，TV 阳性表达率在宫颈癌中约为 94%~100%。因此，绝大多数宫颈鳞状细胞癌和普通型腺癌患者都是替索单抗的潜在治疗对象。

临床试验对于晚期广泛转移的患者来说不失为一个好的选择，该患者从临床试验中获得超过半年的疾病控制。

（二）晚期、复发性宫颈癌治疗的未来方向

精准、靶向治疗将在未来晚期、复发宫颈癌的治疗中发挥重要的作用。在最近国内的几项报道中,40%~50% 的宫颈癌患者中可检测到 HER2 表达。3%~6% 的宫颈癌中可检测到 HER2 突变。靶向 HER2 的 ADC 药物在宫颈癌患者中有较高的疾病缓解率。靶向 TROP2 的 ADC 药物也在宫颈癌的患者中取得较好的治疗效果。

奈拉替尼是一种不可逆的口服泛 HER 酪氨酸激酶抑制剂(tyrosine kinase inhibitor,TKI),一项Ⅱ期研究中,共纳入 22 例患者,其中 18 例为宫颈腺癌,ORR 达到 18.2%,6 例疾病稳定 ≥16 周。中位 DoR 为 7.6 个月,中位 PFS 为 5.1 个月,可考虑作为治疗的后线选择。

双重阻断 CTLA-4 和 PD-1 联合也是目前研究的方向之一。在一项临床试验中,PD-1 抑制剂巴替利单抗和 CTLA-4 抑制剂泽弗利单抗在既往接受过治疗的持续性复发性宫颈癌患者中显示出有意义和持久的活性,在鳞状细胞癌和腺癌细胞类型中均发现缓解。此外,巴替利单抗 + 泽弗利单抗联合治疗与既往单一免疫制剂相比产生了更好的临床获益,这一证据包括较高的相对缓解率和较长的缓解持续时间,以及可控的安全性。

艾日布林(eribulin)是一种微管靶向药物,已在转移性乳腺癌和脂肪肉瘤中证明了临床疗效。一项针对晚期 / 复发性宫颈癌患者中应用艾日布林的Ⅱ期研究,结果显示 ORR 为 19%,疾病控制率为 60%,该研究中既往接受过紫杉醇治疗的患者比未接受过紫杉醇治疗的患者反应较差,并且有较短的 PFS 和 OS,研究提示 β Ⅱ和 BAX 不过度表达的患者对艾日布林有反应的可能性更高，β Ⅱ和 BAX 过表达患者的 PFS 明显缩短，β Ⅱ和 BAX 过表达患者的 OS 明显缩短。提示艾日布林在复发性 / 晚期宫颈癌患者中显示出适度的活性，可能是复发性 / 晚期宫颈癌女性的一种选择。

总之，对于晚期、复发转移性宫颈腺癌的治疗，除传统的化疗药物和抗血管生成药物外，进行更多的免疫组化或基因检测寻找更多的治疗靶点，应用各类新型药物为晚期宫颈腺癌的诊疗提供了更多选择，期望新的药物在延长患者的 PFS 和 OS 中能获得重大突破。

病例四　宫颈浸润性复层产黏液的癌

一、病例资料

女性，33 岁。

主诉：性交后阴道流血 2 个月。

现病史：患者 2023 年 10 月出现性交后阴道流血，随后于当地医院就诊，进行宫颈癌筛查。高危型 HPV16 型阳性，TCT 为 ASC-US。阴道镜下行子宫颈活检术，病理结果经我院会诊，提示为癌，倾向 HPV 相关型复层产黏液的癌，伴局灶 HSIL/CIN2~3，可疑脉管侵犯。为求进一步治疗入住我院。患者自起病以来无头晕目眩，无恶心呕吐，睡眠、饮食及排尿均正常，偶有便秘，近期体重无明显变化。

既往史：既往体健，否认外伤及手术史。

婚育史：已婚未育，G_1P_0。

月经史：平素月经规律，5/28，量适中，色正常，末次月经 2023 年 11 月 30 日。

家族史：无癌症家族史。

体格检查

外阴发育正常，阴毛分布为女性型，大小阴唇未见明显赘生物，阴道通畅。除阴道前穹窿以外，其他穹窿未见肿瘤侵犯。子宫颈可见外生型赘生物，病灶最大径线约 2.5cm，侵犯阴道前穹窿。子宫正常大小，活动度良好，无压痛，双侧附件区未触及异常。三合诊：双侧宫旁软，未触及结节。

辅助检查

1. 实验室检查

（1）高危型 HPV 检测：HPV16 型阳性，TCT：ASC-US。

（2）血清肿瘤标志物（CA125、CA19-9、CA15-3、CEA、AFP、HE4、SCC）：均正常。

（3）血常规、凝血、肝肾功能均正常。

2. 影像学检查

（1）正电子发射计算机体层显像仪（PET/CT）检查：①子宫颈局部代谢增高影，多考虑恶性病变。②鼻咽顶后壁代谢增高影，建议定期复查；右侧颈部淋巴结代谢增高影，炎性病变不排除；双侧锁骨上淋巴结显示。③双肺微小结节影，无代谢增高，建议定期复查；左肺陈旧病变；双肺索条影；双侧乳腺组织略致密。④肝内胆管结石或肝内钙化灶；腹膜后区、双侧盆壁、双侧腹股沟区淋巴结影，无代谢增高，建议定期复查；右侧附件区低密度影，无代谢增高，请结合临床相关检查。⑤视野内骨骼弥漫性代谢略增高，建议定期复查。⑥视野内余部未见异常，请结合临床。

(2) 全腹增强 3D-CT（64 排）：肝脏形态大小未见异常，表面光滑，密度均匀，肝脏左外叶上段见点状高密度影，增强扫描未见异常强化灶。右侧附件区见囊性低密度影，囊壁可见强化，约 1.7cm × 1.0cm。盆腔可见少量积液。腹膜后及盆腔未见明显肿大淋巴结。检查意见：肝左叶钙化灶；右侧附件区黄体囊肿；盆腔少量积液（图 7-16、图 7-17）。

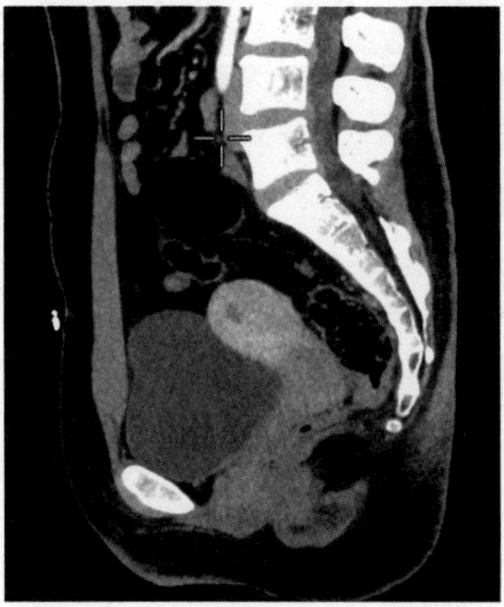

图 7-16　全腹增强 3D-CT 矢状位

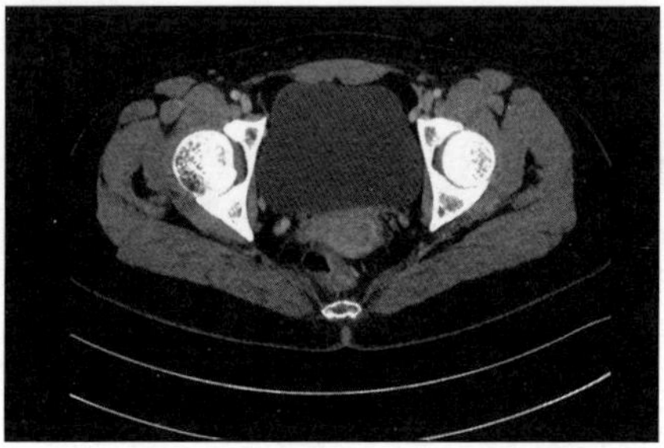

图 7-17　全腹增强 3D-CT 水平位

(3) 盆腔 MRI 平扫 + 增强(3.0T): 子宫前倾位,子宫颈后唇异常信号影,矢状位约 1.0cm × 0.7cm,强化不均匀,双侧附件区未见异常信号影。盆腔内见少许液性信号影,右侧盆壁见稍大淋巴结影,约 0.8cm × 1.1cm。诊断: 子宫颈异常信号区,右侧盆壁稍大淋巴结。

3. **病理检查**　子宫颈活检病理: 子宫颈 3 点(A)、9 点(B)、11 点(C)为癌,倾向 HPV 相关型复层产黏液的癌,伴局灶 HSIL/CIN 2~3 级,可疑脉管侵犯。

初步诊断

宫颈 HPV 相关型复层产黏液的癌ⅡA1 期。

治疗过程

1. 患者年轻,未育。经向患者及家属交代病情,浸润性复层产黏液的癌在宫颈 HPV 相关型腺癌中预后最差,患者及家属均要求不保留生育功能,坚决保留双侧卵巢。

2. 2023 年 12 月 20 日行经腹根治性全子宫切除术、双侧输卵管切除术、盆腔及腹主动脉旁淋巴结切除术。保留双侧卵巢，未行卵巢移位。大体标本：前壁“T”型剖开子宫及宫颈，宫颈呈糜烂样外观，范围约2.5cm，肉眼未见间质浸润，阴道各穹窿完整。子宫内膜光滑，双侧输卵管外观正常。双侧宫旁切除约4cm，阴道切除约4cm。盆腔淋巴结左侧15枚，右侧13枚，腹主动脉旁淋巴结8枚，分别送检（图7-18、图7-19）。

3. **术后病理** 宫颈HPV相关型复层产黏液的癌，累及间质>2/3，伴局灶高级别上皮内瘤变累及腺体，脉管内可见癌栓，未见确切的神经侵犯；宫颈管可见癌巢；阴道壁断端、子宫内膜、子宫肌壁、两侧输卵管、双侧骶主韧带均未见癌。腹主动脉旁和盆腔淋巴结均未见癌（图7-20）。

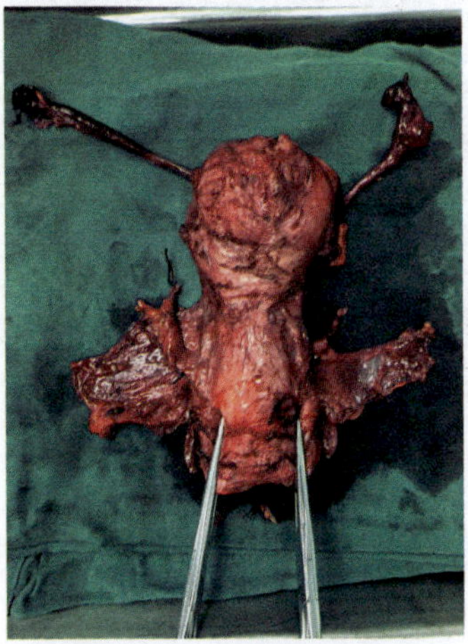

图7-18 术后大体标本

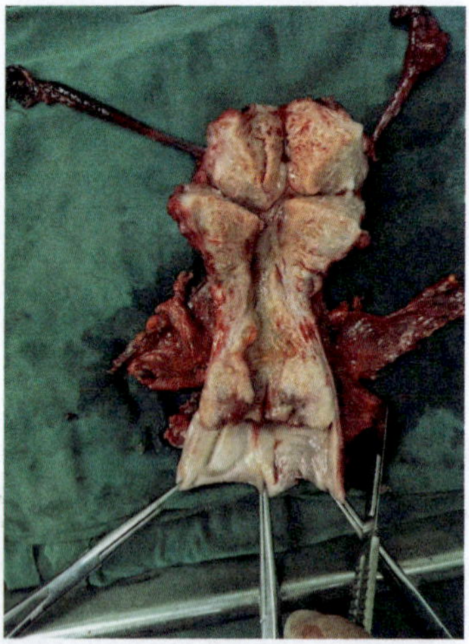

图 7-19 术后大体标本剖视

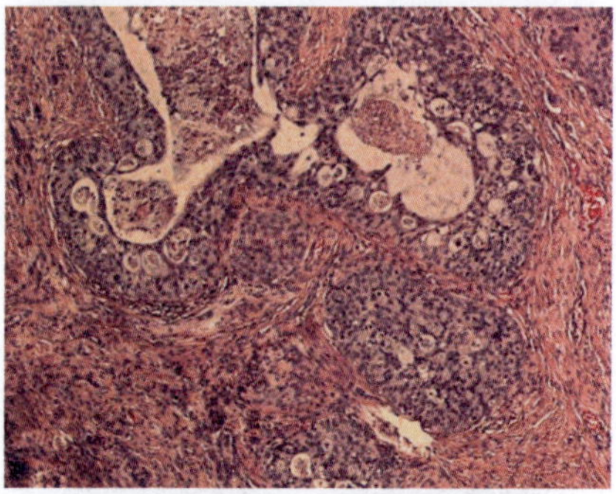

图 7-20 术后病理

免疫组化结果：CK20(–)，WT1(–)，CK7(+)，ER(+)，CDX2(–)，p16(局部+)，Ki-67(热点区60%+)，PAX8(+)，PR(+)，vilin(–)。MLH-1(+)，MSH2(+)，MSH6(+)，PMS2(+)，

PD-L1（clone SP263）（TC ≈ 2%，CPS ≈ 10），PD-L1（阳性对照）（有效），PD-L1（阴性对照）（有效）。

4. **术后诊断** 宫颈 HPV 相关型复层产黏液癌 Ⅰ B2 期。

5. **后续治疗** 术后于放疗科按期完成放疗。

随访

建议治疗结束后密切随访，术后 2 年内每 3 个月复查一次，3 年后每 6 个月复查一次，5 年后每年复查一次。随访至 2024 年 7 月无明显复发迹象。

二、讨论

这是一例年轻的、未生育的宫颈浸润性复层产黏液的癌的病例。宫颈浸润性复层产黏液的癌（invasive stratified mucin-producing carcinoma，ISMC）是一类罕见的具有特殊组织形态学特征的 HPV 相关型宫颈浸润性癌，目前有数据显示其仅占宫颈腺癌的 3%，中位发病年龄 44 岁，在 HPV 相关型腺癌中预后最差，该患者 HPV16 型阳性。

2000 年 Park 等首次提出复层产黏液上皮内病变（stratified mucin-producing intraepithelial lesion，SMILE），2014 年 WHO 女性生殖系统肿瘤分类中关于宫颈腺癌前驱病变的临床分类中将其新增加为一种宫颈原位腺癌，其后被认为是 ISMC 的前驱病变，目前推测两者可能是由 HPV 感染的子宫颈储备细胞引起的，这些细胞保留了其多向分化成各种结构和细胞学模式的能力。因其患病率低，现有关 ISMC 和

SMILE 的临床和预后数据有限,有待进一步研究。

(一) ISMC 诊断

1. 临床诊断 ISMC 发病年龄为 36~66 岁,现有的回顾性分析中多以阴道流血为首发症状。最常见的临床表现为阴道流血、宫颈肿物、腹水等,肿瘤大体特征尚不完全明确,可能与普通型腺癌相似。本例患者发病年龄较小,以接触性出血为主要临床症状,与其他腺癌类似。

2. 病理诊断 ISMC 在形态学上其浸润模式常表现为 Silva C 型,均为高级别病变,且具有一系列的独特组织学特征。通常与邻近的复层产黏液的上皮内病变有关,由复层上皮的浸润巢与胞质内黏液组成:由宫颈转化区的多能储备细胞引起,并且由未成熟的化生上皮细胞组成,细胞质内黏蛋白覆盖整个上皮厚度。中度核异型性、染色质过多、活跃有丝分裂和凋亡小体是典型特征;不形成明显的管腔或良好的腺体。通常与活跃的急性炎性浸润有关,包括中性粒细胞和嗜酸性粒细胞。其结构呈多样性,可表现为岛状、腺体形成或腺腔形成、实心、乳头状、小梁、微乳头、单细胞等。可与其他组织学同时存在,其中腺癌最常见(44%),其次是腺鳞癌(26%)和神经内分泌癌(3%)等。

免疫组化通常表现:p16 弥漫性阳性;少数病例表达波形蛋白;ER 和 PR 不定;PAX8 多为阴性;可表达鳞状标志物 p63、p40 和 GATA3。似乎与本例的免疫组化并不完全相符,但可以在病理突变中看到明显的复层黏液细胞巢,细胞核沿巢的外围呈栅栏状排列,为典型的镜下组织学表现,因此本例仍支持诊断为 ISMC。

3. ISMC **鉴别诊断**

(1) 腺鳞癌(adenosquamous carcinoma,ASC):由组织学上恶性的鳞状细胞和腺细胞混合构成,鳞状细胞癌成分通常包括高分化区域,腺癌成分需要出现组织学可识别的恶性腺体。ISMC 虽可见肿瘤细胞胞质内外含黏液,但一般无真正的腺腔形成,且缺乏明确鳞状分化证据(如角化珠、细胞间桥等),CK5/6、P63 和 P40 的表达具有特异性,可为阴性或弱阳性,阳性细胞一般位于肿瘤上皮巢结构周边。

(2) 黏液表皮样癌(mucoepidermoid carcinoma):宫颈罕见,肿瘤细胞一般由三种细胞(表皮样细胞、黏液细胞及中间型细胞)不同比例混合组成,常具有特征性的 *CRTC1-MAML2* 基因融合。

(3) 腺样基底细胞癌(adenoid basal carcinoma):由一致的基底样小细胞排列成小巢状或条索状,癌巢周围常见栅栏状排列的细胞,癌巢中央可见鳞状或腺样分化,部分癌巢中心形成囊性腔隙,内见坏死物。

(4) 黏液腺癌 - 印戒细胞型:罕见的腺癌,组织学特征为肿瘤细胞呈局灶或弥漫的印戒细胞分化,富含黏液,胞核偏位。而 ISMC 中肿瘤细胞内黏液含量多寡不一,与前者富含黏液细胞均一分布不同。

(二) ISMC 治疗及预后

目前尚无专门针对 ISMC 的标准诊疗方案,治疗原则基本同 HPV 相关型普通型腺癌。早期以手术为主，晚期以放化疗、靶向治疗、免疫治疗的综合治疗为主。本例患者为早期 ISMC，由于其高侵袭性，尽管患者未生育，亦不推荐保留生育功能，能否保留卵巢尚无定论。鉴于患者较年轻，有强烈保留卵巢意愿，遂行经腹根治性子宫切除术和盆腔淋巴结切除术，保留双侧卵巢，但不移位。因为对于腺癌患者，若有中高危因素，不建议保留卵巢。若手术后病理有放疗指征需要补充放疗时，卵巢位于盆腔放疗野之内，放疗可以一并解决，就免去了再次手术切除卵巢。本例患者有腺癌、累及间质>2/3、脉管内可见癌栓三个中危因素，根据宫颈腺癌预后四因素模型，需要补充盆腔外照射放疗。患者放疗后随访至今无复发，为参照普通型宫颈腺癌的诊疗思路的标准治疗。

研究表明，ISMC 在临床上比一般类型的普通腺癌更具侵袭性，早期亦有可能发生远处转移风险，尤其是肺部。ISMC 中存在 EMT 相关转录因子（snail 和 twist）的高表达，预示其更高的侵袭性和不良预后。ISMC 中更易发现 *STK11*、*MET*、*FANCA* 及 *PALB2* 基因突变。*STK11* 是一种肿瘤抑制基因，*STK11* 基因突变与不良预后相关，常在胃型黏液腺癌中报道。*MET* 基因负责调控肿瘤细胞的侵袭和转移，而 *PALB2* 参与基因的不稳定性，这两者在多种肿瘤中都可出现，其突变均与不良预后相关，有学者认为 *MET* 和 *PALB2* 基因的突变可能也与 ISMC 的侵袭生物学行为相关。故本例患者需密切随访。

PD-L1 过表达和分子特征提示部分 ISMC 患者可能从免疫治疗和其他靶向治疗（如 mTOR 抑制剂和 T-DM1）中获益，本例患者 PD-L1（clone SP263）（TC ≈ 2%，CPS ≈ 10），此次初始治疗手术放疗后再补充化疗无生存获益。但提示患者一旦复发，可能从免疫治疗中获益。

（三）总结

ISMC 是一种罕见且具有独特组织学特征的宫颈腺癌，报道病例数较少，目前尚无统一的治疗标准。ISMC 中出现多个基因突变，推荐 PAX8、p40 等作为其诊断的生物标志物。其特有的分子病理表现预示其较差的生物学行为及预后，淋巴血管侵犯、淋巴结状态、肿瘤大小和浸润深度等可能是 ISMC 预后的影响因素，总体预后较宫颈鳞状细胞癌、普通型腺癌更差，更易发生淋巴结转移和远处转移，尤其是转移到肺。更高的 PD-L1 阳性率可能提示免疫治疗在 ISMC 患者中的重要作用，临床实践中 ISMC 的诊疗还需更多的临床研究证实。

病例五　宫颈透明细胞癌

一、病例资料

女性，45 岁。

主诉：阴道不规则出血 1 个月。

现病史：2024年2月6日以“阴道不规则出血1个月”入院。患者1个月前出现阴道不规则出血，2月2日于当地医院检查，TCT提示：HSIL、高危型HPV阴性，B超提示宫颈探及36mm×25mm×35mm低回声占位，当地医院取活检提示宫颈腺癌，遂入院治疗。患者自发病以来，无头晕目眩，无恶心呕吐，睡眠、饮食及排尿均正常，偶有便秘，近期体重无明显变化。

既往史：既往体健，否认外伤及手术史。

婚育史：已婚已育，G_2P_1。

月经史：平素月经规律，4/30，量适中，色正常，末次月经2024年1月25日。

家族史：无癌症家族史。

体格检查

外阴正常，阴道通畅，各阴道穹窿无异常，宫颈前唇宫颈管内可见直径3cm左右菜花样肿物，子宫前位，稍大，活动尚可，双侧宫旁软，附件区未扪及肿块。

辅助检查

1. 实验室检查

（1）肝肾功能未见异常。

（2）血清肿瘤标志物：CA125：39.6U/ml，其余肿瘤指标均在正常范围内。

2. **影像学检查**

(1)MRI：子宫颈占位，截石位宫颈1~4点位置见斑片状异常信号灶，长径23mm，T_1WI稍低信号，T_2WI稍高信号，DWI高信号，病变侵犯肌层>1/2，双侧腹股沟及髂血管多发小淋巴结影。

(2)计算机体层成像尿路造影(computed tomography urography，CTU)：子宫颈占位，结合MRI考虑宫颈癌，双侧髂血管、腹股沟区、直肠右侧可见小淋巴结(图7-21、图7-22)。

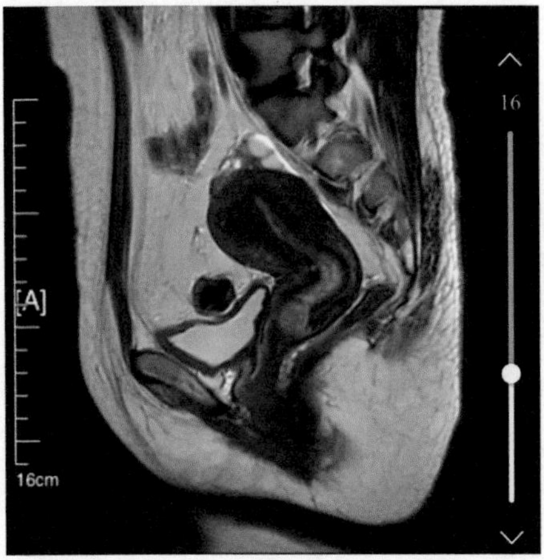

图7-21 盆腔MRI(矢状面)

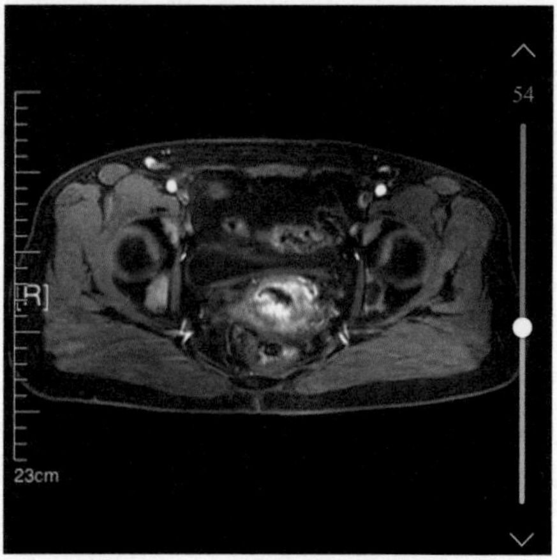

图 7-22 盆腔 MRI（横断面）

初步诊断

宫颈腺癌ⅠB2期。

治疗过程

2024年2月8日行腹腔镜免举宫子宫广泛切除术+双侧卵巢输卵管切除术+盆腔淋巴结切除术。术后剖视离体标本可见：宫颈管内直径2cm肿瘤，浸润达深肌层。

术后病理："广泛全子宫+双附件"宫颈：透明细胞腺癌(隆起型2.5cm×2cm×0.5cm)，HPV非依赖型，Silva C型生长模式，侵至纤维肌层外1/3，脉管内见癌栓。未累及阴道穹窿。阴道长度2cm，切缘阴性。左附件，右附件(伴卵巢黄体囊肿)，“左宫旁”，“右宫旁”，“左髂内淋巴结”(0/3)，“右髂内淋巴结”(0/2)，“左髂外淋巴结”(0/4)，“右髂外淋巴结”(0/4)，“左腹股沟淋巴结”(0/4)，“左闭孔淋巴结”(0/3)，“左髂总淋巴结”(0/1)：均阴性。子宫腺肌病，子宫肌壁间平滑肌瘤。肿瘤细胞：p63(−)，p40(−)，p16(+)，PAX-8(−)，Ki67(80%)，HNF-1B(+)，napsinA(−)，ER(−)，PR(−)，HER2(0)，PD-L1 SP263(CPS=2)，CK7(+)，CK20(−)，WT-1(−)，PMS2(+)，MLH1(+)，MSH2(+)，MSH6(+)。

术后诊断

宫颈透明细胞癌ⅠB2期(FIGO 2018分期)，Silva C型。

后续治疗

2024年3月6日行白蛋白紫杉醇400mg+顺铂80mg静脉化疗1程，4月于当地医院行盆腔外照射放疗，总剂量5 040cGy，4—7月在当地医院原方案化疗4次，至2024年7月停止治疗。

随访

术后定期随访，目前未见异常。

二、讨论

宫颈腺癌分为HPV相关型和HPV非依赖型腺癌，宫颈透明细胞癌(clear cell adenocarcinoma of the cervix，

CCAC）是一种罕见的腺癌亚型，是HPV非依赖型中的一个亚型，患病率低，仅占宫颈癌总数的5%。发病年龄呈双高峰，即15~29岁和40~54岁两个高峰，本例患者45岁，处于第二个发病高峰期内。对放化疗相对不敏感，预后较差。

早期临床表现为阴道异常出血及阴道排液。组织病理学与发生在子宫与卵巢的同名肿瘤相似，可以呈现管状囊性、乳头状及实性结构，肿瘤细胞由鞋钉样、扁平或透明细胞组成。透明细胞富含糖原，有时可见胞质内嗜酸性透明小球。大多病例至少在局部可见高级别核异型性。预后和预测因素采用以手术和放疗为主、化疗为辅的综合治疗方案，预后与宫颈鳞状细胞癌差异无统计学意义。

（一）病因

CCAC的发病与宫内己烯雌酚（diethylstilbestrol，DES）暴露史有关，20世纪40~70年代在数百万孕妇中用于治疗孕期反应。1971年首次发现，CCAC和产前子宫内DES暴露之间具有显著相关性。暴露于DES的女性中，CCAC发病的绝对风险为1.9/1 000~2.3/1 000。随着DES的停用，子宫颈的透明细胞癌的发病多为散发病例。Stolnicu等研究表明，CCAC可能是由子宫颈宫内膜异位症发展而来。Talia等研究提出，管状子宫内膜化生（tube endometrial metaplasia，TEM）是散发性CCAC的前兆，可能通过非典型过渡期进展为恶性肿瘤。CCAC的发病年龄呈双峰性，己烯雌酚接触者的平均发病年龄为19

岁，散发患者的中位年龄为51岁，目前多为散发病例，并无特征性发病年龄分布。本例患者无DES接触史，属于散发病例。

（二）临床表现及诊断

己烯雌酚相关透明细胞癌一般位于子宫颈管内或阴道上1/3；散发性肿瘤则多见于子宫颈管，具体表现类似普通型宫颈腺癌。最常见症状为阴道流血和/或排液，伴息肉状或溃疡型质脆肿物。细胞学检查对CCAC的诊断效率较低。Thomas等报道，只有18%的CCAC患者表现为细胞学异常。在宫颈细胞样本中，来自子宫颈的透明细胞癌可能与子宫内膜浆液性癌、子宫内膜样腺癌和子宫颈内膜腺癌的肿瘤上皮细胞相似。另外，由于HPV筛查阴性，子宫颈外口肿瘤不明显，容易在早期造成漏诊。盆腔MRI可以很好地判断肿瘤的大小、位置及浸润深度，CT或PET/CT可以提示淋巴结转移。肿瘤指标多无明显异常。子宫颈及宫颈管活检可以明确诊断。对于发病位置比较深的患者，需行宫颈锥切术明确诊断。本例患者表现为阴道不规则流血。TCT轻度异型性，HPV阴性，肿瘤位于宫颈管内，基本符合宫颈透明细胞癌的临床特征。术前活检病理提示宫颈腺癌，可能是由于组织少，没有得出透明细胞癌的诊断。说明了CCAC在临床表现、影像学检查，甚至病理上，在术前可能不易与宫颈普通型腺癌相鉴别。

（三）病理特征

CCAC的诊断金标准是组织病理学检查。CCAC的组织学外观与卵巢、子宫内膜等其他妇科部位的透明细胞癌相似。散发病例肿瘤通常位于宫颈管内，DES接触史多发于子宫颈阴道部，或阴道上1/3。可有外生性或内生性外观。组织学上表现为相对均匀的管状、乳头状或实体结构，呈立方形、扁平或指甲状形态，细胞质透明或嗜酸性，细胞核具有明显的高级特征，如深染、多形性和突出的核仁。部分细胞边界明确，呈“鞋钉”样。免疫组化染色结果显示，CK7、PAX8、HNF-1B和napsin-A呈阳性；p16和p53阳性或阴性；CD10、ER和PR通常是阴性；CEA阴性。既往研究认为所有CCAC都是Silva C型，最近也有研究表明，CCAC也有Silva A型（8.6%）和Silva B型（3.4%）的病例，这些患者预后较好。本例患者在病理上是典型的CCAC，浸润深肌层，Silva C型，提示预后不良。

（四）治疗

宫颈透明细胞癌（clear cell adenocarcinoma of the cervix，CCAC）是宫颈癌的特殊病理类型之一，具有早期诊断困难、放化疗相对不敏感的特点。由于患病率较低，目前国内外缺乏多中心、大样本研究，故在治疗上的选择更多参照宫颈腺癌的治疗。国内卢淮武等报道基于宫颈腺癌的治疗模式，宫颈透明细胞癌患者推荐采用个体化综合治疗，早期以手术治疗为主，中晚期以放疗为主，化疗用于手术和放疗的辅助治疗及晚期复发性宫颈透明细胞癌的治疗,必要时联用免疫治疗和靶向治疗。

1. **手术指征** 由于宫颈透明细胞癌对放疗相对不敏感,手术指征建议比普通型腺癌更宽,除ⅠA1~ⅠB2期、ⅡA期首选手术治疗外,ⅠB3期和部分ⅡB期也可选择性考虑手术治疗。主要术式为根治性子宫切除术+盆腔淋巴结切除术 ± 腹主动脉旁淋巴结切除术。宫颈透明细胞癌术后应评估预后中高危因素,必要时补充辅助治疗。

2. **放射治疗** 目前缺乏宫颈透明细胞癌对放疗敏感性的具体证据。宫颈透明细胞癌属于宫颈腺癌,相对于鳞状细胞癌,宫颈腺癌对放疗敏感性较低,但仍然属于放疗中度敏感肿瘤,放疗仍然是中晚期宫颈腺癌患者的主要治疗手段。针对宫颈透明细胞癌患者的放疗指征和放疗方法推荐参照普通型宫颈腺癌处理。

3. **保留生育功能** 由于宫颈透明细胞癌罕见,缺乏数据支持。最近发表的《ESGO/ESHRE/ESGE:宫颈癌、卵巢癌和交界性卵巢肿瘤患者保留生育功能治疗和随访指南》基于低级别证据不推荐宫颈透明细胞癌患者保留生育功能,但由于宫颈透明细胞癌发病呈双峰模式,其中年轻患者平均发病年龄为19岁,对保留生育功能需求比其他类型的宫颈腺癌更高,因此在充分评估和知情告知情况下,对尚未生育的患者需慎重选择保留生育功能的手术,其手术方案选择同普通型宫颈腺癌。总之,对宫颈透明细胞癌患者保留生育功能要非常谨慎,原则上不宜保留生育功能。

4. **保留卵巢** 有研究表明,早期宫颈透明细胞癌手术患者是否保留卵巢对复发和生存并无直接联系。因此《子宫颈透明细胞癌诊治指南(2024年版)》提出,宫颈透明细胞癌患者若符合宫颈腺癌保留卵巢的条件,可经详细评估后谨慎选择性保留卵巢。

该患者为ⅠB2期,45岁,无手术禁忌证,治疗采取了根治性子宫切除+双侧卵巢输卵管切除+盆腔淋巴结切除术。因年龄已达45岁,无生育要求,经与患者充分沟通,故选择了根治性手术,不保留卵巢。术后存在3个中危因素(浸润外1/3、LVSI、腺癌),根据“腺癌四因素模型”,术后给予盆腔外照射。患者为Silva C型,加上化疗。阴道阴性切缘达2cm以上,不需要补充阴道近距离放疗。

病例六 宫颈胃型腺癌

一、病例资料

女性,43岁。

主诉: 反复阴道排液2年,阴道不规则流血1个月。

现病史: 患者2020年开始出现阴道排液,量较多,至当地医院就诊,阴道超声提示宫颈管囊性占位,大小

6~7cm。高危型 HPV 检测和 TCT 均阴性，肿瘤指标 CA7-24 :9.77U/ml，AFP：11.28。外院 MRI 提示宫颈囊肿（具体不详），考虑宫颈囊肿，行宫颈管穿刺，送细胞学检查未发现异常。此后，患者阴道排液症状未改善，于 2021 年 4 月再次在当地医院就诊，行阴道镜检查及活检，病理提示“慢性宫颈炎，子宫颈 9 点 LSIL/CIN1”，未给予处理。2022 年 12 月患者在当地妇科检查时，出现阴道大量流血。B 超提示：宫颈管内中等回声团：4.9cm × 4.9cm × 4.6cm，TCT 和 HPV 检查仍阴性。子宫颈活检：宫颈慢性炎，宫颈管考虑 LSIL。行 MRI 检查提示：宫颈管占位，实性为主，混杂小囊性灶，整体大小 5.3cm × 4.7cm × 4.3cm，累及子宫腔及阴道穹窿。肿瘤标志物中 CA19-9 :211.4U/ml，AFP：11.470ng/ml。PET/CT 显示：子宫颈部氟代脱氧葡萄糖（fluorode-oxyglucose，FDG）高代谢占位，大小约 4.8 cm × 3.8 cm，最大标准摄取值（max standardized uptake value，SUV_{max}）为 8.49，恶性可能大，双侧盆壁及左髂总动脉外侧 FDG 高代谢淋巴结，SUV_{max} 为 4.79，转移待排除。考虑为子宫颈恶性肿瘤，遂于 2022 年 12 月 1 日入住我院。患者自发病来无头晕目眩，无恶心、呕吐，睡眠、饮食及排尿均正常，偶有便秘，近期体重无明显变化。

既往史：既往体健，2010 年 5 月剖宫产手术史。

婚育史：已婚已孕，G_1P_1，剖宫产一次。

月经史：平素月经规律，5/32，量中，色暗黑。末次月经 2022 年 11 月 7 日。

家族史：否认家族遗传病病史。

体格检查

全身皮肤黏膜未见黑斑。外阴正常，阴道畅，各穹窿正常。子宫颈呈肥大状改变，直径约 4cm，表面未见赘生物，子宫颈管膨大。子宫前位，稍大，活动可，双侧宫旁软，双侧附件未扪及肿块。

辅助检查

1. 实验室检查

(1) 肝肾功能未见异常。

(2) 肿瘤指标中 CA19-9：212U/ml，CA50：91.3U/ml，CA242：146.9U/ml，CA125 及鳞状细胞癌抗原(squamous cell carcinoma antigen，SCCA)正常。

2. 影像学检查

(1) MRI：子宫颈斑片状异常信号，范围 30mm × 33mm，T_1WI 等低信号，其内可见斑点 T_1WI 高信号，增强可见部分强化。诊断意见：子宫颈斑片灶伴少许出血灶，胃型腺癌待排除。

(2) CTU：子宫颈团块状软组织影，范围 50mm × 55mm × 51mm，向上侵犯宫体，阴道前穹窿受侵犯，双侧髂血管旁多发肿大淋巴结。双侧肾盂肾盏输尿管未见异常(图 7-23、图 7-24)。

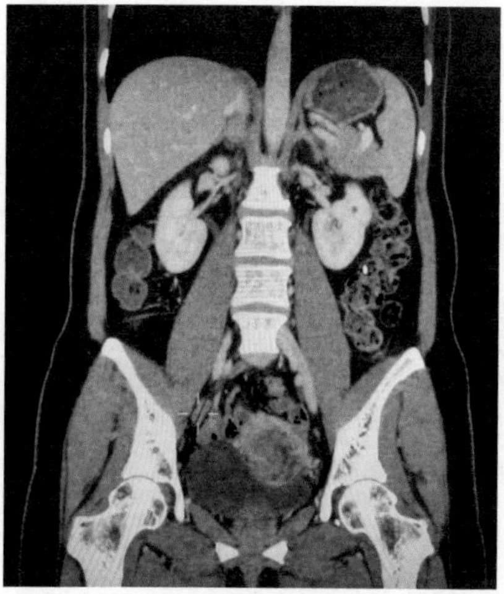

图 7-23 CT 提示淋巴结肿大

注：肿大淋巴结最大径线 22.72mm。

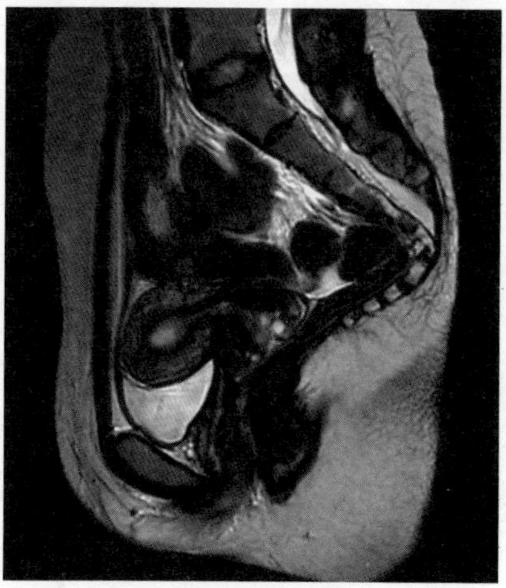

图 7-24 MRI

初步诊断

子宫颈恶性肿瘤ⅠB3期(胃型腺癌可能)。

治疗过程

2022年12月6日行诊断性宫颈锥切术,术中快速病理:宫颈腺癌,基底见癌组织。常规病理:(宫颈锥切标本)浸润性胃型腺癌(锥高补切、上下唇补切)见癌组织。

2022年12月14日行经腹子宫广泛切除术+双侧卵巢输卵管切除术+盆腔及低位腹主动脉旁淋巴结切除术+大网膜及阑尾切除术。

术后剖视子宫离体标本可见:宫颈内生型肿瘤,直径约5cm,剖开后见大量黏液流出;肿瘤由内向外累及子宫颈间质全层,向上累及子宫颈内口,向下累及阴道前壁约1cm。

术后病理:宫颈HPV非依赖型腺癌,胃型,中分化,内生型5cm×4cm×2cm,浸润子宫颈纤维肌层全层,神经束见侵犯,脉管内见癌栓,向上累及宫颈内口,侵至子宫下段内膜组织,向下累及阴道穹窿,阴道切缘阴性,阴性切缘长度1cm;左右输卵管化脓性输卵管炎。右髂外淋巴结(2/3)见癌转移;增生反应子宫内膜,左卵巢黄体囊肿,右卵巢滤泡囊肿。左右子宫旁、左右子宫旁淋巴结及盆腔和主动脉旁各组淋巴结均未见转移。免疫组化:ER(-),PR(-),Ki67(60%),p16(斑驳+),p53(野生型),MUC6(部分+),PAX8(小灶+),PAX2(-),vim(-),CEA(灶+),CAIX

(灶 +)。NGS 检测：TPS<1，TMB=1.08Mut/Mb，微卫星低度不稳定性（microsatellite instability-low，MSI-L）/ 微卫星稳定性（microsatellite stability，MSS），*STK11*、*KRAS*、*WEE1*、*FAT1FAT1* 基因突变（图 7-25~ 图 7-30）。

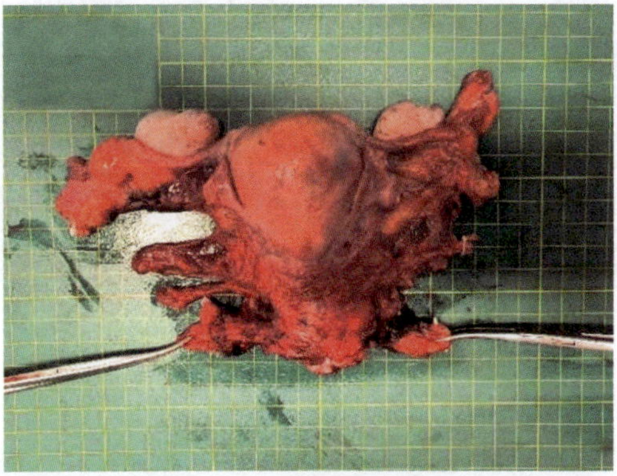

图 7-25　术后病理标本 1

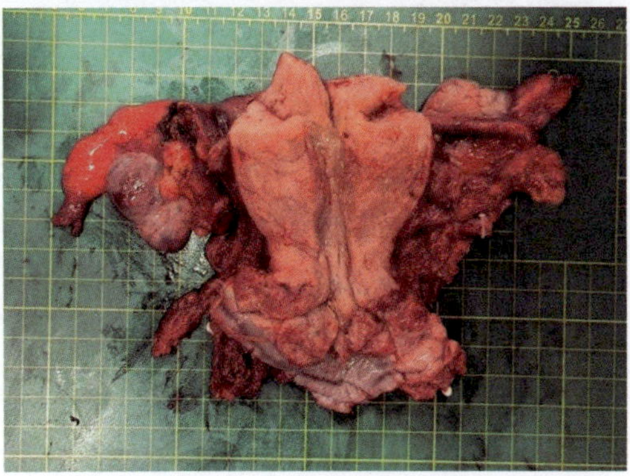

图 7-26　术后病理标本 2

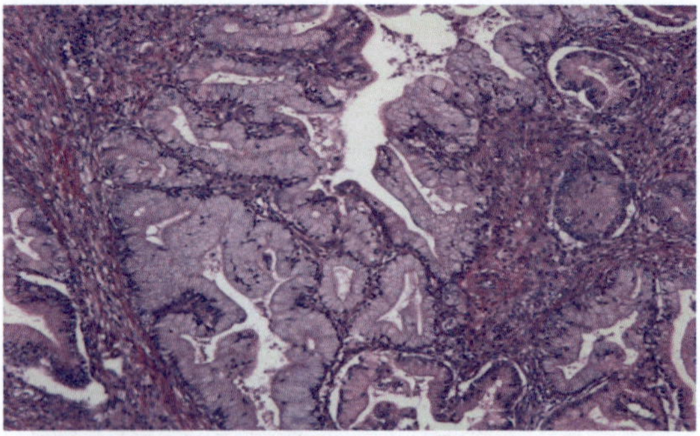

图 7-27 HE 染色 1

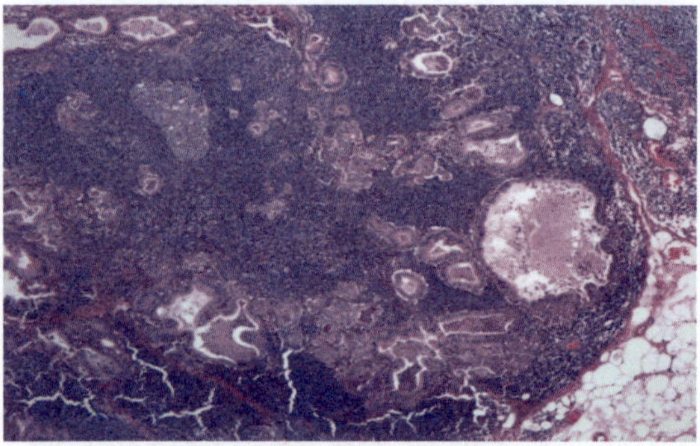

图 7-28 HE 染色 2

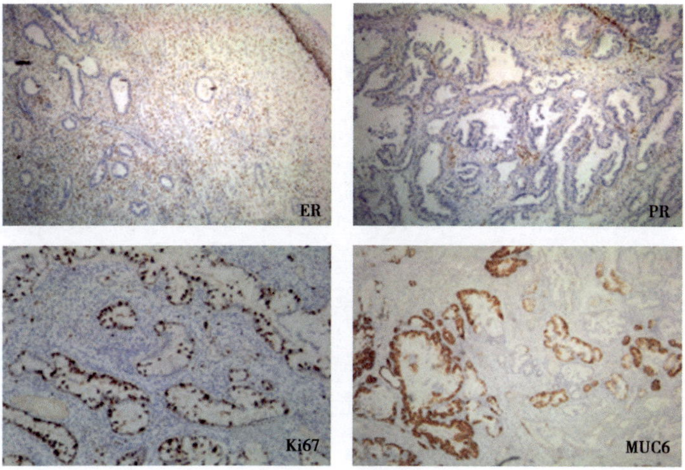

图 7-29 免疫组化 1

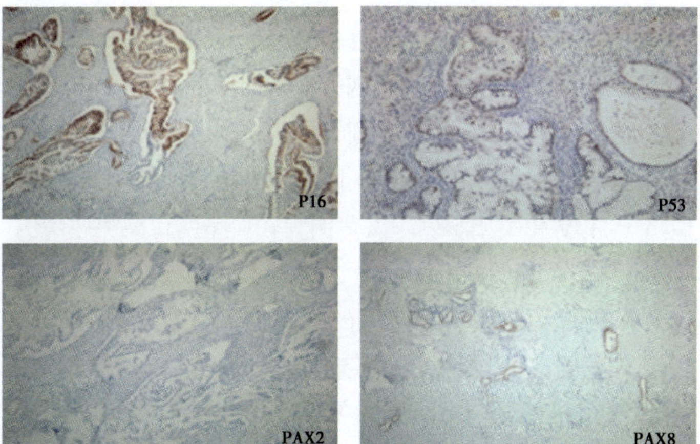

图 7-30 免疫组化 2

术后诊断

宫颈胃型腺癌ⅢC1p期(FIGO 2018分期)。

后续治疗

2023年1月10日、2月1日:紫杉醇脂质体210mg+顺铂75mg静脉化疗2疗程,2023年2月17日—2023年3月31日进行盆腔外照射放疗,总剂量5 040cGy,然后进行阴道近距离放疗3次。4—7月,在当地医院按上述方案化疗4个疗程,2023年7月停止治疗。

随访

定期随访,2023年8月当地复查PET/CT,未见异常。

二、讨论

宫颈胃型腺癌是一种表现为胃幽门腺分化,与HPV感染无关的浸润性腺癌;侵袭性强,预后差;占宫颈腺癌10%~25%,是NHPVA的主要类型;患者平均年龄为50~55岁,明显高于HPV相关型腺癌。该病例为较典型的胃型腺癌病例。

(一)早期诊断

宫颈胃型腺癌缺乏典型的临床表现,虽然阴道排液是其最常见的症状,但由于病变位置高,宫颈外口外观正常,常规宫颈癌筛查TCT和HPV检测结果通常为阴性,容易误诊为一般的炎性疾病,耽误治疗。同时,由于TCT和HPV均为阴性,阴道镜和宫颈活检诊断率低,常常导致漏诊。该患者从有症状到发现病变的 2 年内,多次检查均未发现异常,尤其是多次 HPV 阴性,导致未能及时进一步检查,仅按照炎症给予处理,这是造成诊断延误的原因之一,这种情况在 HPV 非依赖型宫颈腺癌中比较常见。这些患者即使行阴道镜检查,由于病灶隐藏于子宫颈管中上部和子宫颈深部,常规筛查取材困难,同时因细胞学呈轻微异型性改变,镜下组织形态学特征看似温和,异型性不明显,病理诊断难以与良性疾病区分,故活检无法得出有价值的诊断,这是导致该患者延误诊断的另一原因。因此,对于反复阴道排液、HPV 和 TCT 阴性的患者,应高度警惕该疾病的可能性,及时转诊阴道镜或子宫颈活检,同时行子宫颈管活检,尽可能深部取材,高度怀疑者,需行宫颈锥切术以明确诊断。

影像学检查对宫颈胃型腺癌有较高的诊断价值,典型 MRI 图像病灶通常位于子宫颈管中上段,可表现出特异性的“宇宙征”或称为“波斯菊花型”(cosmos pattern),在多囊性病变征象基础上有实性增强成分,从子宫颈内膜侵及子宫颈肌层。有经验的影像科医生可通过影像特征做出诊断。因此,对于高度怀疑子宫颈胃型腺癌或者活检提示 AIS 的患者,建议锥切前均行增强 MRI 检查。该患者最终确诊也是因为影像学检查先发现异常,才进一步行肿瘤指标及 PET/CT 检查,从而发现恶性病变,因此,在胃型腺癌的诊断中,要高度重视 MRI 检查。

子宫颈活检标本由于取材限制及其病理形态学的温和性,往往无法得出诊断,绝大多数的子宫颈胃型腺癌需依靠宫颈锥切的标本。由于病变位置较高,锥切应尽可能深,达1/2 宫颈管高度。术中快速病理准确性低,需进一步通过免疫组化明确诊断。

早期诊断是子宫颈胃型腺癌诊治过程中最为关键的一步,也是诊治中较为困难的一部分,医者需提高对该疾病的警惕性,对于有典型症状和体征的患者,应及时进行磁共振检查、宫颈及宫颈管活检,必要时行锥切,与病理科医生及时沟通,争取早诊断早治疗,提高生存率。

(二) 病理诊断

1870 年,德国妇科病理学家 vov Gusserow 首次报道子宫颈恶性腺瘤(adenoma malignum,AM)。1975 年,Silverberg 和 Hurt 首次提出了微偏腺癌(minimal deviation adenocarcinoma,MDA)的概念。1989 年,通过对临床病理和免疫组化特征的分析,将 AM 正式命名为 MDA,即 AM 与 MDA 为同一肿瘤的病理学诊断。2007 年,日本学者 Kojima 等正式提出了宫颈胃型腺癌这一病理学专业术语,并且认为 MDA 是其分化谱系中的高分化形式。2014 年,《女性生殖器官肿瘤分类》(第 4 版)用 G-EAC 取代了既往的子宫颈 MDA,作为子宫颈黏液腺癌的一种特殊类型,也是预后最差的一类。宫颈胃型腺癌病理特征温和,多数腺体衬覆貌似良性的柱状细胞,富含黏液,核位于基底部,核仁可见,核分裂象罕见,腺体间距宽窄不等,大小、形态差异很大,与正常组织差异小。免疫组化染色是诊断该病的重要辅助手段,联合使用 MUC6、HIK1083、TFF2、claudin-18、p16、p53、

ER、PR、CDX2、CK20、PAX8 等免疫组化指标有助于诊断与鉴别诊断。G-EAC 与胃癌、胰胆管癌有着类似的形态学特征,提示其可能具有相似的遗传学特征,最常见的突变基因是 *TP53*,其次有 *STK11*、*HLA-B*、*PTPRS*、*FGFR4*、*GNAS*、*BRCA2* 等。因其病理缺乏特征性,所以整块切除标本送检及相关的病史,有助于病理科医生诊断。活检标本、锥切快速病理甚至常规锥切标本出现病理漏诊的情况并不少见,对于临床高度怀疑该疾病的患者,临床医师应该积极与病理科沟通,避免漏诊。该患者确诊前多次行宫颈穿刺、阴道镜活检等检查,由于取材受限或者病理标本小无法明确诊断,直到行宫颈锥切后才明确诊断,这符合胃型腺癌确诊的一般规律。

(三) 手术治疗原则

早期宫颈胃型腺癌患者以手术治疗为主,由于高侵袭性及早期诊断困难,很多患者诊断时多处于中晚期,容易侵犯淋巴脉管和神经,发生远处转移;但该肿瘤 TP53 突变型表达率高,对放化疗敏感度较差,因此,在子宫颈胃型腺癌中,手术适应证可适当放宽。《子宫颈胃型腺癌临床诊治中国专家共识(2023 年版)》建议:①早期 G-EAC 患者,选择手术治疗。术中应对盆腹腔进行细致全面的探查,行广泛性子宫切除术 + 盆腔淋巴结切除术 ± 腹主动脉旁淋巴结切除术,同时建议切除双侧附件、大网膜、阑尾及盆腹腔内转移病变,重视对腹膜种植病变的处理。②对于有可切除的盆腹腔转移灶,且子宫颈局部为早期的 G-EAC 患者,行肿瘤细胞减灭术，尽量切除肉眼可见的病灶，术后辅助放化疗。③局部晚期患者行放化疗；合并盆腔包块者，可行盆腔包块切除术，术后放化疗。④对于复发患者的治疗，G-EAC对化疗的缓解率较低；而放疗的缓解率也低。鉴于G-EAC对放化疗敏感性差，可适当考虑选择手术治疗。该患者虽术前提示有淋巴结转移，但子宫颈旁无浸润，子宫活动度好，同时由于G-EAC对放化疗反应差，应该尽量选择手术治疗。对于合并卵巢转移或者以卵巢转移为首发症状的患者，应行肿瘤细胞歼灭术，术后辅助治疗。

（四）术后治疗方案

同普通宫颈癌一样，G-EAC根据术中情况及术后病理诊断决定术后辅助治疗方法的选择，具备任何一个高危因素（淋巴结阳性、切缘阳性、子宫旁浸润）时，推荐术后补充放疗＋化疗；中危因素按照“四因素模型”，补充放疗 ± 含铂药物同期化疗；肿瘤组织学类型（如腺癌）也作为中危因素之一。由于G-EAC与宫颈小细胞神经内分泌癌的生物学行为特征相似，有学者建议，在目前缺乏标准治疗方法的情况下，可参照宫颈小细胞神经内分泌癌的治疗推荐：无论首选手术或放疗，所有患者均建议补充化疗。但也应该注意到，G-EAC对放化疗效果欠佳，这也是导致其预后差的主要原因。该患者术后病理提示浸润宫颈全层、脉管癌栓及盆腔淋巴结转移，有一个高危因素和三个中危因素，术后治疗参照普通宫颈癌一样，具备任何一个高危因素（淋巴结阳性、切缘阳性、子宫旁浸润）时，推荐术后补充放疗同期化疗；故采用了术后先化疗2个疗程，行盆腔外照射放疗及腔内近距离放疗，再化疗4个疗程的后续补充治疗方案，目前获得的完全缓解。

近年来，免疫靶向治疗是宫颈癌治疗的重要进展，尤其是在复发和转移宫颈癌中，但在G-EAC中缺乏数据支持。对于高肿瘤突变负荷（tumor mutation burden-high，TMB-H）或PD-L1阳性或MSI-H/dMMR的G-EAC患者可使用阿替利珠单抗等药物。有研究结果显示，与其他宫颈腺癌相比，G-EAC中更常见HER2扩增，且多见于卵巢转移和分期较晚的患者，因此抗HER2单克隆抗体，如曲妥珠单抗和靶向HER2的ADC药物如德曲妥珠单抗（TDX-d）、维迪西妥单抗（RC48）等，或许对G-EAC是有效的，这可能是治疗G-EAC的潜在靶点之一。

病例七　低危宫颈残端腺癌

一、病例资料

女性，52岁。

主诉：子宫次全切除术后5年，发现宫颈腺癌6周。

现病史：患者于2017年因“子宫肌瘤”行经腹子宫次全切术，术后无接触性出血等异常症状。2023年4月在当地医院体检时发现HPV18型阳性，TCT：ASC-US，行阴道镜下宫颈活检术，病理提示 CIN1，建议随诊。2023 年 10 月复查，HPV18 型阳性，TCT：未见上皮内病变及恶性病变（NILM），再次行阴道镜下宫颈活检术，病理提示局灶腺体不典型增生。2023 年 10 月 27 日行宫颈 LEEP 术，术后病理为宫颈腺癌，遂来我院就诊。我院病理会诊：符合腺癌（HPV 相关型 Silva B 型），镜下浸润最大深度约 5mm，切缘未见累及，未见脉管累及。患者发病以来无绝经后阴道流血，饮食可，睡眠欠佳，大小便正常，体重无明显变化。影像学检查未提示子宫内膜病变。

既往史：2017 年因子宫肌瘤于当地医院行经腹子宫次全切术，保留双侧卵巢和输卵管，术前 TCT 正常，HPV 未测，后未定期体检。

2020 年行左侧乳腺癌根治术，术后化疗 8 次，末次化疗时间 2020 年 10 月，未放疗，后给予内分泌（来曲唑）治疗至今。

高血压 6 年，口服替米沙坦，血压控制良好，入院血压 135/75mmHg。

婚育史：已婚已育，G_2P_1，2017 年行经腹子宫次全切术后无再出现阴道出血。

家族史：无肿瘤和遗传病家族史。

体格检查

外阴发育正常，阴道通畅，阴道穹窿完整。阴道内少量血迹，阴道顶端仅见子宫颈口，针尖状，无明显子宫颈阴道部,子宫体缺如,双附件增厚,无压痛。三合诊:双侧宫旁片状增厚,均匀仍有弹性。

辅助检查

1. 实验室检查

(1)HPV:HPV18 型阳性,TCT:NILM。

(2)血清肿瘤标志物(CA125、CA19-9、CA15-3、CEA、AFP、HE4、SCC):均正常。

(3)血常规、凝血、肝肾功能均正常。

2. 影像学检查

(1)PET/CT 检查意见:①子宫体术后改变,阴道宫颈区残端局部代谢略增高影,请结合临床相关检查。②腹膜后区淋巴结影,无代谢增高,建议定期复查。③左侧锁骨上淋巴结显示;右侧腋窝淋巴结影,代谢略增高,建议定期复查。④双肺野微小结节影,无代谢增高,建议定期复查;双肺野条索影。⑤结肠及直肠代谢弥漫性增高,建议定期复查。⑥视野内余部未见异常,请结合临床。

(2)全腹增强 3D-CT(64 排):子宫体缺如,宫颈饱满、形态欠规整,周围见索条影。腹膜后及盆腔未见肿大淋巴结。

(3)盆腔 MRI 平扫 + 增强(3.0T):子宫体缺如,子宫颈形态欠规整,局部呈缺损改变,增强扫描未见明显异常强化。盆腔内未见肿大淋巴结(图 7-31)。

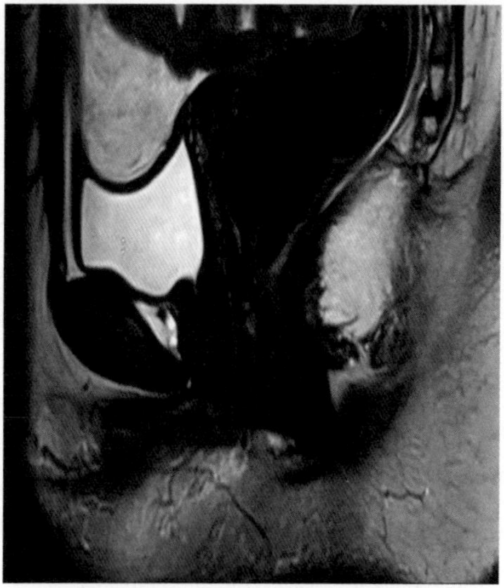

图 7-31　MRI 未见确切宫颈占位

3. **病理检查**

(1) 宫颈活检病理(LEEP 术前)病理会诊:(子宫颈 6、9 点、宫颈管搔刮术)慢性宫颈炎伴少量异型腺体,符合宫颈腺癌;(子宫颈 3、12 点)慢性宫颈炎。

(2) LEEP 病理会诊:(子宫颈表面、顶端)结合免疫组化结果符合腺癌(HPV 相关型 Silva B 型),镜下浸润最大深度约 5mm,活检标本所限,请结合临床。未见切缘累及,未见脉管累及。(宫颈顶端、上唇边缘、下唇边缘)慢性宫颈炎(图 7-32)。

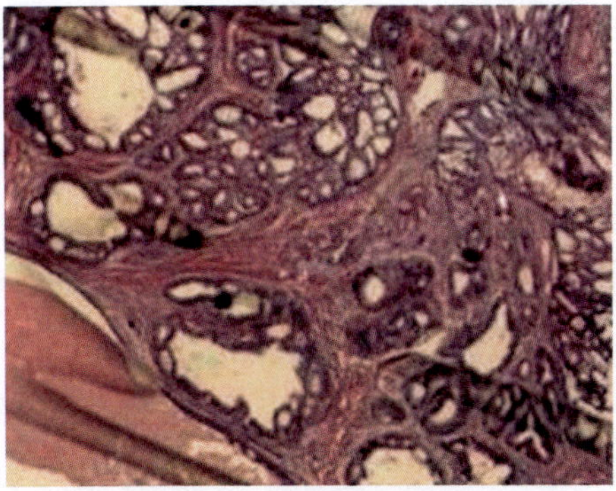

图 7-32 LEEP 术后病理

初步诊断

宫颈残端腺癌 IA2 期，高血压。

治疗过程

入院后行 MDT 会诊，建议可选择：①单纯盆腔淋巴结切除术；②筋膜外残端宫颈切除术 + 双侧卵巢输卵管切除术 + 盆腔淋巴结切除术；③残端子宫颈根治性切除术 + 双侧卵巢输卵管切除术 + 盆腔淋巴结切除术。

与患者及家属充分沟通，选择方案③，遂于 2023 年 12 月 11 日行机器人辅助下残端子宫颈根治性切除术、双侧卵巢输卵管切除术、盆腔淋巴结切除术、盆腔粘连松解术。术者切除双侧髂总淋巴结送冰冻，病理回报：两侧髂总淋巴结均未见癌。

大体标本描述：剖视标本，子宫颈呈锥切术后改变，肉眼未见病灶及间质浸润，阴道切除长度约 3cm。双侧卵巢正常大小，外观正常。双侧输卵管外观正常。盆腔淋巴结和宫旁淋巴结共 40 枚分别送检。镜下病理诊断：子宫颈呈慢性炎症伴锥切术后改变，局灶见少量异型腺体，结合会诊结果，符合 HPV 相关型腺癌 Silva B 型，镜下浸润最大深度约 5mm，宽度约 6mm，未见神经脉管侵犯，阴道壁断端、右输卵管、右卵巢、左输卵管、左卵巢均未见癌。盆腔各组淋巴结未见癌。免疫组化结果：C-ErbB-2（1+），CD3（CD3/ 肿瘤细胞 =30%），CD8（CD8/ 肿瘤细胞 =18%，CD8/CD3=60%），PD-L1（cloneSP263）（TPS<1%，CPS=1），PD-L1（阳性对照）（有效），PD-L1（阴性对照）（有效），PMS2（+），MLH1（+），MSH-2（+），MSH-6（+）（图 7-33、图 7-34）。

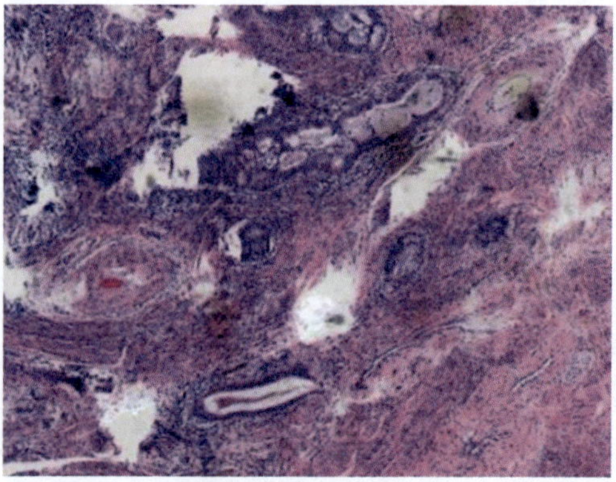

图 7-33 术后病理

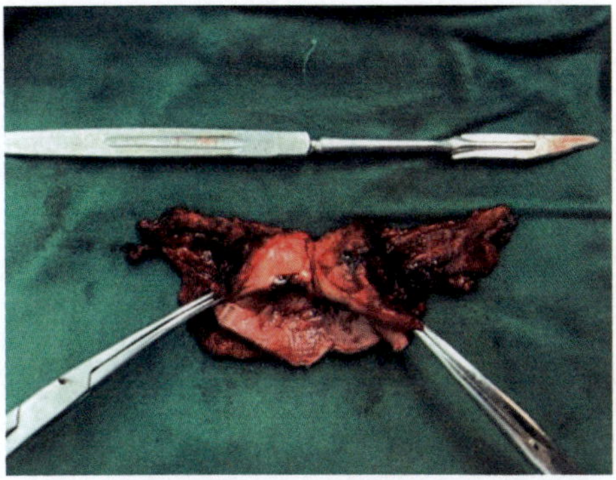

图 7-34 术后标本

术后诊断

宫颈残端腺癌ⅠA2 期,高血压。

随访

严密随访,无后续补充治疗。术后 2 年内每 3 个月复查一次,3 年后每 6 个月复查一次,5 年后每年复查一次。随访至今、未见异常。

二、讨论

宫颈残端癌(cervical stump cancer)指子宫次全切除术后残留的子宫颈部分发生癌变。临床中并不常见,患病率为 0.44%~6.6%,占所有宫颈癌病例的 3%~9%,目前国内外报道多以个案报道或小样本病例分析为主。宫颈残端癌可分为隐性残端癌和真性残端癌,子宫次全切术后两年内发生的癌变称为隐性残端癌,其发生可能和既往没有发现的宫颈病变有关;两年后发生的癌变称为真性残端癌。子宫次全切术后发生宫颈残端癌的中位时间约 9.3 年,多数宫颈残端癌发生于子宫次全切术 5 年后。一项回顾性分析中,宫颈残端癌病理报告 80% 为鳞状细胞癌,20% 为腺癌,FIGO 分期分布:原位癌 10%,ⅠB1 期 70%,ⅡA 期 20%。国外研究报道 FIGO 分期分布Ⅰ期 22.6%~29.9%,Ⅱ期 40.8%~42.5%,Ⅲ期 21.8%~22.1%,Ⅳ期 2.2%~3.0%,与一般宫颈癌相似。国外报道鳞状细胞癌占 89.4%,腺癌占 10.6%,其他国内数据显示鳞状细胞癌占 87.8%,腺癌占 10.98%。本病例中宫颈残端腺癌发生于子宫次全切术后 6 年余,考虑为宫颈真性残端腺癌。

(一)宫颈残端腺癌的危险因素

宫颈残端腺癌的发病危险因素与普通型腺癌类似,主要包括高危型 HPV 持续感染、不良性生活史及首次性生活年龄、流产及分娩次数、宫颈慢性炎症、阴道微生态环境的变化、外源性雌激素、吸烟和被动吸烟、性防护等。特殊说明的是,许多接受过子宫次全切术的患者并不知道术后仍然应该常规进行宫颈癌筛查,研究显示只有 59% 的患者知道应进行宫颈癌筛查,40% 的患者知道 HPV 与宫颈癌相关。宫颈残端癌的发病年龄较一般宫颈癌平均年龄偏大,平均诊断年龄多为 45~60 岁,这可能是这部分人群宫颈癌筛查率较低的原因。此外,子宫次全切术后,患者丧失自然妊娠能力，多数患者不再使用避孕套避孕，这可能增加HPV的感染风险以及宫颈残端癌的发生概率。该患者子宫次全切术后一直未进行宫颈癌筛查，5年后体检时才发现子宫颈异常，说明了筛查的重要性。

（二）宫颈残端腺癌的治疗原则

由于子宫次全切术后残端宫颈的根治性宫颈切除术是难度较大的手术，主要体现在前次手术形成的粘连、子宫体已切除牵拉不便，导致暴露宫旁困难、手术副损伤风险增加、手术切除范围不够充分等问题。因此，可能更多的患者接受了同步放化疗。

实际上，放疗在宫颈残端癌中具有一定的局限性，由于缺乏子宫体，直肠、乙状结肠与原发肿瘤的紧密邻近，在采用近距离放射治疗时需谨慎考虑。子宫次全切除术后，子宫体缺如，腔内放射源放置受限，可能影响盆腔和盆壁的放射剂量，且宫颈管布源困难，可能达不到最佳剂量，剂量不足影响放疗效果的同时可能需增加体外放疗剂量，导致并发症发生率高于一般宫颈癌。Hellström等研究提示，与普通宫颈癌相比，经放射治疗的宫颈残端鳞状细胞癌的远期预后并不差，但腺癌型残端癌的预后比普通腺癌差（$P<0.05$），也比鳞状上皮型残端癌差（$P=0.05$），且残端癌的并发症发生率高于普通宫颈癌。

宫颈残端腺癌的治疗总体原则与一般宫颈腺癌类似，若无手术禁忌证，宫颈残端腺癌治疗的早期以手术治疗为主，晚期以放疗及全身治疗为主，所有期别的患者均可以进行放疗。然而，宫颈残端癌由于没有子宫体，腔内置源受限甚至无法置源、周围脏器粘连于残端（膀胱及肠道）、术后纤维化等问题，另外，腺癌对放疗的敏感性较低，因此，针对宫颈残端腺癌的手术指征可以适当放宽。

根据分期不同，宫颈残端癌的手术方式有宫颈锥切术、宫颈切除术和残端宫颈广泛切除术加盆腔淋巴结切除术，宫颈锥切术和宫颈切除术一般经阴道完成，因为仅剩残端宫颈，宫颈锥切术一般仅用于诊断，如果以治疗为目的，一般采用切除整个宫颈残端。根治性切除可经腹、经腹腔镜（包括达芬奇机器人手术系统）、经阴道联合腹腔镜完成。由于子宫体已被切除，前次手术后盆腹腔粘连（主要是肠管与盆底和膀胱粘连）导致宫颈残端暴露不佳，增加了宫颈残端癌的手术难度，因此术中解离粘连，充分暴露宫颈残端及宫旁术区至关重要。

ⅠA1+LVSI~ⅠB2 期及ⅡA1 期可行根治性宫颈切除术 + 盆腔和 / 或腹主动脉旁淋巴结切除术（或前哨淋巴结切除术）。局部晚期患者可选择直接手术或放疗同步化疗，化疗采用以铂类药物为基础的化疗。晚期患者以全身系统治疗为主（化疗联合靶向和免疫治疗），根据病情加用局部切除、消融或放疗。

该患者影像学评估残端宫颈未见明确病灶，PET/CT 未提示转移，分期ⅠA2 期，经与患者及家属充分沟通，选择行宫颈残端广泛切除术 + 盆腔淋巴结切除术。术前锥切诊断已明确，锥切切缘阴性，故采用微创手术。

经影像学检查及锥切术后病理反复核对，患者符合2023年NCCN指南更新的ConCerv标准，手术方案可根据是否保留生育功能行宫颈锥切术+盆腔淋巴结切除术或筋膜外全子宫切除术+盆腔淋巴结切除术，但目前ConCerv标准存在争议，术后仍有复发转移风险。因患者已行宫颈锥切术，可行：①盆腔淋巴结切除术；②筋膜外残端宫颈切除术+盆腔淋巴结切除术。

(三) 低危宫颈残端腺癌的处理

2023年宫颈癌NCCN指南进行低风险早期宫颈癌的手术治疗推荐了保守性手术。这项更新源于MD Anderson肿瘤中心Schmeler KM牵头的ConCerv临床试验，历时9年，由来自9个国家16个单位的前瞻性、单臂、多中心研究。ConCerv标准包括：FIGO 2009分期为ⅠA2~ⅠB1期宫颈鳞状细胞癌（任何级别）或腺癌（仅G1或G2）、肿瘤直径≤2cm、无淋巴脉管间隙浸润、浸润深度≤10mm、影像学检查无转移、锥切阴性边缘>1mm（可重复1次锥切达切缘阴性）。对符合上述所有条件者，希望保留生育功能的患者进行宫颈锥切术+盆腔淋巴结评估（前哨或系统性切除），不保留生育功能的患者可行筋膜外子宫切除术加盆腔淋巴结评估，对接受筋膜外子宫切除术且术后意外发现为宫颈癌的患者，若符合ConCerv标准，也可只接受系统性盆腔淋巴结切除术。即经锥切确诊的ⅠA2~ⅠB1期的满足ConCerv标准的患者可进行更小范围的手术。虽然ConCerv试验减少了宫旁和阴道上段切除，降低了手术难度和手术相关并发症,但仅纳入 100 例病例,在临床实际应用中仍需更大样本研究来证实。

该患者经影像学检查和病理的反复核实,确定患者符合全部的 ConCerv 标准,可采用经阴道切除宫颈残端和腹腔镜盆腔淋巴结切除术或前哨淋巴结活检,向患者充分交代了两种手术方式的利弊,最终进行了经典的根治性手术,术后病理提示有镜下残留宫颈腺癌癌巢,可能与腺癌多灶性或跳跃性生长有关,由此可见,尤其针对宫颈腺癌,应根据患者病情制订个体化诊疗方案。

(四)残端宫颈癌的预防

宫颈癌病因明确,应对所有进行子宫次全切术的患者进行健康宣教,特别是术后必须进行常规宫颈癌筛查的教育,尤其对具有宫颈癌发病危险因素的患者。

虽然很多医院已经不再进行子宫次全切术,但年轻女性对盆底功能、性功能要求更高,子宫全切除术对功能的影响可能更大。应该慎重选择术式,并充分告知术后宫颈残端有发生病变的风险。在进行子宫次全切术前需全面评估宫颈,排除已存在的宫颈病变,包括病史采集、妇科检查、宫颈癌筛查(HPV 和 TCT 检测),必要时行阴道镜检查、诊刮等,尤其对存在异常出血、排液、分泌物异常的患者应更加慎重。

病例八 意外发现的宫颈腺癌

一、病例资料

女性,35 岁。

主诉: 全子宫切除术后发现宫颈腺癌 1 周。

现病史: 患者自诉既往体检未见异常,2018 年体检发现高危型 HPV16 型阳性,TCT 及阴道镜检查未见异常。2022 年 4 月复查 TCT:ASC-US,HPV16 型阳性,行宫颈活检 + 宫颈管搔刮术,病理回报:子宫颈管高级别鳞状上皮内病变,局灶原位腺癌,不排除浸润。2021 年 5 月 18 日行第一次宫颈锥切术,病理回报:子宫颈 7、8 点原位腺癌,切缘未见病变,建议患者随访。3 个月后复查 TCT:HSIL、不典型腺细胞,再行宫颈活检 + 宫颈管搔刮术,病理回报:子宫颈管破碎颈管黏膜组织,游离鳞状上皮低级别鳞状上皮内病变,局部高级别鳞状上皮内病变,遂于 2021 年 6 月 20 日行第二次宫颈锥切术,术后病理:子宫颈 7、8 点原位腺癌,位于宫颈管内距鳞 - 柱交界部 15mm 以上,颈管侧切缘原位腺癌累及,不排除更重病变可能。患者拒绝进一步治疗,继续随访至 2021 年 8 月 23 日,再次行宫颈活检 + 宫颈管搔刮术,宫颈活检结果为慢性子宫颈炎,子宫颈管游离原位腺癌和高级别鳞状上皮内病变,结合病史和前两次切片,符合宫颈管病灶高位残留。于 2021 年 9 月 1 日行“腹腔镜下全子宫切除术”,术后病理提示:宫颈腺癌Ⅰ级,HPV相关型,浸润纤维肌层<1/3伴HSIL累腺,脉管未见癌栓,切缘阴性。现术后1周,为进一步诊治来院。

既往史: 既往体健,除宫颈锥切术外,无其他手术史。

婚育史: 已婚已育,G_2P_1,顺产一次。

月经史: 平素月经规律,末次月经2021年8月3日。

家族史: 否认遗传及肿瘤家族史。

体格检查

外阴发育正常,阴道通畅,阴道断端愈合尚可,盆腔未触及异常。

辅助检查

1. 实验室检查

(1)高危型HPV16型阳性,TCT:ASC-US,SCC:0.87ng/ml。

(2)血清肿瘤标志物:CA125 :11μmol/ml。

(3)肝肾功能未见明显异常。

2. 影像学检查

(1)MRI:未见明显异常(图7-35)。

(2)上下腹增强CT:未见淋巴结肿大(图7-36)。

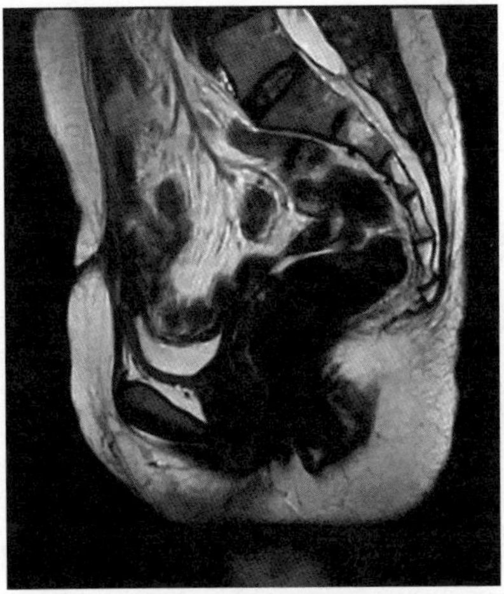

图 7-35 盆腔 MRI

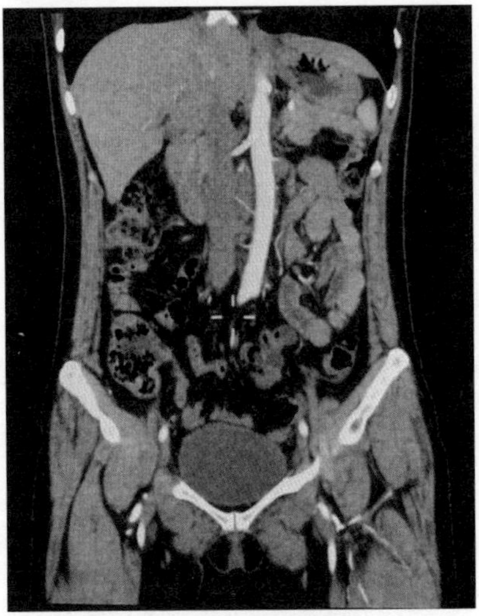

图 7-36 上下腹增强 CT

3. **病理诊断** 全子宫切除术后病理：宫颈腺癌Ⅰ级，HPV 相关型，浸润纤维肌层<1/3 伴 HSIL 累腺，脉管未见癌栓，切缘阴性。

初步诊断

全子宫切除术后意外发现的宫颈腺癌，ⅠB1 期。

治疗过程

2021 年 9 月 10 日行腹腔镜下广泛宫旁组织切除术 + 阴道上段切除术 + 盆腔淋巴结切除术。

术后病理：（广泛宫旁组织切除 + 部分阴道切除后标本）部分阴道、广泛宫旁、左、右宫旁均未发现肿瘤残留，盆腔各组淋巴结均阴性。

术后诊断

全子宫切除术后意外发现的宫颈腺癌，ⅠB1 期。

后续治疗

术后 3 周拔除尿管，残余尿量<100ml，定期随访。

随访

术后定期随访，未见异常，末次复查 2024 年 6 月，均正常。

二、讨论

(一) 定义

意外发现的宫颈癌(unexpected discovery of cervical cancer,UDCC)指术前诊断为子宫良性疾病而行简单子宫切除术,术后病理发现有宫颈癌。包括:①术前诊断为CIN3,未经宫颈锥切术确诊而直接行全子宫切除术,术后组织病理学检查发现为浸润性宫颈癌;②因其他子宫良性疾病行全子宫切除术时,术前未进行宫颈癌筛查,术后组织病理学检查发现浸润性宫颈癌。文献报道,UDCC 发生率占浸润性宫颈癌的 3.5%~10.7%。

(二) 宫颈腺癌特点

宫颈腺癌由于其发病位置的特殊性,其癌前病变及 AIS 在宫颈锥切术后,存在两个与 HSIL 不同的特点,第一,由于宫颈原位腺癌起源于子宫颈管上皮,存在跳跃发病的特点,因此即使切缘阴性,也有残留 AIS 病灶的可能,这也是宫颈原位腺癌对于没有生育要求的患者锥切后即使切缘阴性,也建议行全子宫切除术的原因;第二,由于起病部位较深,AIS 即使行宫颈锥切术,也有在其锥切基底上方出现 UDCC 的可能性,尤其是切缘阳性的患者,其发生率远较鳞状细胞癌高。美国妇科肿瘤学会宫颈原位腺癌诊断治疗指南提出:AIS 即使切缘阴性,第二次切除标本残留 AIS 的风险仍高达 20%(若切缘阳性则为 53%),确诊为浸润癌的风险为 2%(若切缘阳性则为 6%)。因此,对于重复切除仍持续性切缘阳性的患者,隐匿性浸润癌的风险较鳞状细胞癌明显增加。

该患者第一次锥切尽管切缘阴性,但3个月后再次发现高级别病变,考虑仍有AIS的残留。第二次锥切后,尽管仍是AIS,但切缘阳性,这时候就应该考虑是否存在隐匿性浸润癌的可能。同时,该患者二次锥切术后切缘阳性,其手术方案应该按照宫颈原位腺癌诊断治疗指南"对于重复切除仍持续性切缘阳性的患者,鉴于隐匿性浸润癌的风险增加,改良广泛性子宫切除术是可以接受的"建议,采取改良根治性手术。此病例告诉我们,在AIS的诊断和治疗过程中,存在很多不同于HSIL的情况,在选择治疗方式时,应充分考虑AIS的特点慎重选择。另外,该病例在二次锥切和子宫切除术前除B超外,均未行任何影像学检查如MRI、CT等,这也是造成了漏诊的一个重要的原因。因此,对于活检诊断的AIS患者,锥切前建议常规行盆腔MRI检查,以排除是否有锥切基底上方浸润性病灶的可能。

(三) 意外发现的宫颈腺癌的处理

对于意外发现的宫颈腺癌,治疗原则可参考意外发现的宫颈鳞状细胞癌,但因腺癌对放疗相对不敏感,当放疗和手术均可选择时,更倾向于选择手术。需先做盆腔和腹部CT或MRI扫描和胸部X线检查,如有必要行全身检查(如PET/CT)来估计疾病的范围。若无全身其他部位的转移,按肿瘤浸润深度和扩散范围进行相应处理,包括随访观察、再次手术或放疗。若为ⅠA1期且无淋巴脉管浸润，不需进一步处理，可严密观察随诊。若为ⅠA1期有淋巴脉管浸润、ⅠA2期及以上，若切缘阴性且影像学检查未见残存肿瘤，可选择盆腔外照射放疗及腔内近距离放疗 ± 同步化疗，或行广泛宫旁组织切除术＋阴道上段切除术＋盆腔淋巴结切除术 ± 腹主动脉旁淋巴结切除或取样(年龄大于45岁可同时切除卵巢)，术后淋巴结阴性且无残余病灶者可观察；术后淋巴结或切缘或宫旁阳性者，补充盆腔外照射放疗 ± 含顺铂的同期化疗。这类患者若不进行补充治疗，复发率超过60%，患者的5年生存率小于50%，故对多数UDCC患者需进行补充治疗。

该患者全子宫切除术后病理诊断为宫颈腺癌Ⅰ级，HPV相关型，浸润纤维肌层<1/3伴HSIL累腺，脉管未见癌栓，切缘阴性，术后评估未发现远处及盆腔转移，虽术前无影像学证据无法评估大小，但根据当地病历记录，肿瘤肉眼不可见，或至少小于2cm，应该属于ⅠB1期，因此需要补充治疗。若患者已存在中高危因素，有放疗指征，故选择直接补充放疗 ± 化疗。

在ConCerv研究中，对于符合低危标准的意外发现宫颈癌患者，未行根治性手术，仅补充盆腔淋巴结评估，3年复发率高达12.5%。因此，该亚组患者在研究过程中被停止入组。尽管NCCN指南采纳了ConCerv研究结论，但对于早期宫颈癌来说，3年复发率偏高。因此，广泛宫旁组织切除术加阴道上段切除术仍需重视。笔者认为意外发现的低危宫颈癌缩小手术范围尚需要更多的证据支持，对于意外发现的ⅠA2~ⅠB1 期宫颈癌，仍首选“广泛宫旁组织切除术 + 阴道上段切除术 + 盆腔淋巴结切除”。

（四）手术和放疗之争

国内外迄今尚无对 UDCC 进行放疗与手术治疗的较大样本随机对照试验。如果患者已存在放疗指征，无疑首选放疗。主要的争议点在于对无中高危因素的 UDCC，放疗和手术哪个效果更好？很多文献表明，UCDD 再次手术与放疗相比，手术患者的预后更好，生存质量也更高。首先，从肿瘤结局看，Wang 等报道补充放疗组的 UDCC 患者相比于观察组其生存率更高（84.5% *vs.* 81.2%），而补充放疗组却低于根治性手术组（73.2% *vs.* 77.9%），该研究结论是根治性手术可以提高患者的生存率。Narducci 等对 UDCC 患者补充手术及放化疗进行对比，补充手术组的 5 年生存率高于放化疗组（100% *vs.* 77%）。其次。放疗对患者生活质量影响较大，Yang 等对早期、年轻宫颈癌患者放疗与不放疗进行生活质量对比，放疗明显影响患者性生活及生活质量（主要为身体功能、情绪功能、便秘、财务状况和健康状况方面）。尽管补充手术使患者再次暴露于手术风险，如麻醉意外、术后疼痛、出血、脏器损伤、淋巴管漏等各种并发症，但这些并发症一般在短期内可以恢复，而放疗的并发症却是严重的甚至是不可逆的，尤其是年轻早期患者，放疗对性生活的影响较手术更大。再者，放疗对卵巢具有破坏作用，若为了保护卵巢而减少放疗剂量或放疗靶区不到位，则可能影响患者的生存。若直接放疗，卵巢功能受损可能导致年轻患者产生围绝经期改变，甚至绝经，这将严重影响患者的生活质量。而对于患者病理无中、高危因素的年轻患者，术中可保留卵巢，避免了放疗对卵巢功能的受损。该患者年龄小于 40 岁，子宫颈病理考虑为早期，符合宫颈腺癌保留卵巢功能的条件，同时根据术前病理和术前检查，患者补充手术后补充放疗的概率极低，根治性宫旁组织切除术 + 阴道上段切除术 + 盆腔淋巴结切除术后，可保留卵巢及阴道功能；若二次治疗选择放疗，则卵巢及阴道功能均会受损，严重影响患者后续的生活质量，因此该患者选择了手术治疗，术后病理无中高危因素，不需后续治疗，随访至今无异常。所以，对于子宫颈无中高危因素，尤其是绝经前的 UCDD 患者，笔者建议在术者技术能力成熟的情况下，首选补充手术，避免放疗带来的不可逆的损伤。

（五）宫旁广泛切除术

宫旁广泛切除术由 Daniel 和 Brunschwig 在 1961 年共同提出宫旁广泛切除术和阴道上段切除术，切除宫旁组织，包括主韧带、子宫骶韧带及阴道断端和阴道上段，多数需同时切除盆腔淋巴结，必要时行主动脉旁淋巴结取样和卵巢移位。由于首次手术使盆腔失去正常解剖结构，使确诊 UDCC 后的第 2 次手术难度相对较大，盆腔粘连常导致周围脏器误伤。UDCC 广泛宫旁组织切除术第 2 次手术时机的选择与其围手术期并发症相关。目前对 UDCC 的广泛宫旁组织切除术最佳时机尚未达成共识。文献报道对 UDCC 进行第 2 次手术的时间间隔不一,为 6~15 周(平均为 10 周)或 13~114 天(平均为 34 天)。若 UDCC 在宫颈锥切术或 LEEP 后需进行第 2 次手术,则建议在第 1 次手术后 48 小时内组织器官周围炎症未形成时,或 6 周后组织器官周围炎症完全消退后进行,这样可减少术后患病率。也有研究认为,手术时机与术后病率无相关性,只要患者条件许可,可随时再次手术。但广泛宫旁组织切除术难度较大,在组织水肿和炎症消退后进行,可减少手术难度。目前尚无延长手术间隔时间,可造成宫颈癌扩散潜在危险的证据,但延迟手术时间,可增加患者心理负担。至于为了减少手术难度,在补充手术前,先行 1~2 个疗程的新辅助化疗,以期延缓手术时间,这种方法不符合子宫颈肿瘤的治疗规范。因此,加强培训、提高手术技巧、熟练掌握手术操作,可对 UDCC 患者选择适当的个体化治疗手段。该患者在第 1 次全子宫切除术后 7 天病理明确宫颈癌诊断后入院,术后第 10 天行手术,手术过程基本顺利,除了一些粘连外,并未发现明显的盆腔充血或水肿等情况,未发现对手术有严重的影响。广泛宫旁组织切除术常需与盆腔淋巴结切除术同时进行,一般先切除两侧盆腔淋巴结后再行广泛宫旁组织切除术。由于初次的全子宫切除术对腹膜后解剖结构的干扰较小,对盆腔淋巴结切除术影响不大,按照常规操作即可。主要的手术难度为广泛宫旁组织切除,在实施广泛宫旁组织切除术时,存在阴道断端牵拉困难和膀胱直肠解剖关系改变等问题,一些主要间隙如膀胱侧间隙、膀胱阴道间隙、直肠侧间隙等解剖结构不易分离,输尿管及膀胱损伤的概率增大。这就需要术者具备熟练的手术技巧,熟悉解剖结构,尽量避免以上损伤。建议 UDCC 患者及时转诊至妇科肿瘤专科医疗中心,由手术经验丰富的医生进行治疗。

病例九　不保留生育功能的宫颈腺癌

一、病例资料

女性,40 岁。

主诉: 发现宫颈病变 3 年。

现病史: 患者于 2021 年 3 月在当地医院体检,TCT:NILM,HPV16 型阳性。行宫颈活检,提示:慢性宫颈炎,局灶鳞状上皮轻度不典型增生,CIN1 级。另见一小粒游离异型鳞状上皮,呈高级别上皮内病变。2021 年 4 月 26 日在当地医院行宫颈锥切术,术后病理提示:宫颈腺体不典型增生,局部鳞状上皮呈高级别上皮内病变伴累及腺体。底切缘阴性。术后患者无不适,HPV16 型持续阳性,未予处理。2024 年 6 月 19 日于当地体检,TCT:NILM,HPV16 型阳性。再次行宫颈活检,结果为:HPV 相关型宫颈原位腺癌,普通型。当地医院行 MRI 检查,结果提示:子宫下段 - 宫颈内口占位(子宫下段 - 宫颈内口见异常信号影,局部高信号,大小约 10mm × 13mm × 20mm,边界稍模糊),考虑宫颈癌可能,未侵犯阴道、宫旁组织。患者有强烈的生育要求,为进一步诊治入院。

既往史:既往体检,2021 年宫颈锥切术史。

婚育史:已婚已孕,G_6P_1,顺产一次。

月经史:平素月经规律,末次月经 2024 年 8 月 7 日。

家族史:否认家族遗传病史。

体格检查

外阴正常,阴道通畅,阴道各穹窿存在,子宫颈光滑,外形正常。子宫前位,正常大小,活动可,双侧宫旁软,双侧附件区未扪及包块。

辅助检查

1. 实验室检查

(1)肝肾功能未见异常。

(2)血清肿瘤指标物:未见异常,CA125、SCC 正常范围。

(3)TCT:LSIL,HPV:HPV16 型阳性。

2. 影像学检查

(1)MRI:子宫体下段 - 宫颈内口可见不规则斑片状异常信号影,T_1WI 等 - 稍高、T_2WI 低信号,DWI-ADC 见弥散受限,直径约 14mm × 20mm,增强后见病灶强化程度低于周围子宫组织，阴道后穹窿及宫旁未见明显受累，周围脂肪间隙清晰（图 7-37、图 7-38）。

（2）CTU：子宫颈形态饱满，子宫颈口形态不规则伴密度欠均。子宫前壁及左侧壁见不均匀强化稍低密度结节影，边界欠清。右侧附件区见少许囊性低密度影，较大者直径约 18mm。肝脏见微小圆形无强化低密度影。胆囊底壁稍增厚。左侧肾上腺略增粗。胰腺、脾脏及右肾上腺形态密度未见明显异常。盆腔少量积液，盆腹腔、后腹膜无明显肿大淋巴结。

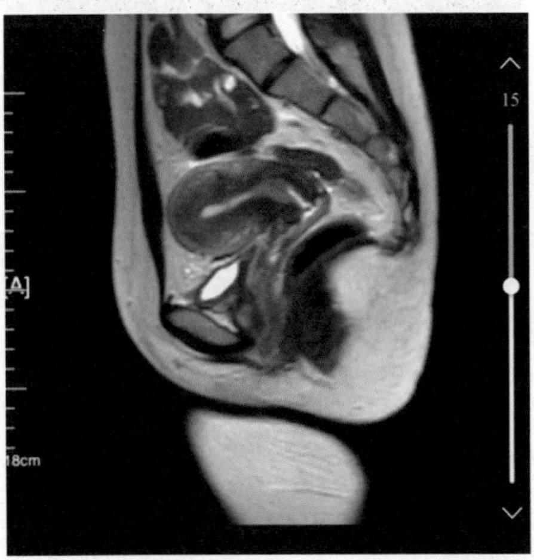

图 7-37　病灶位于宫颈上段，累及宫颈内口

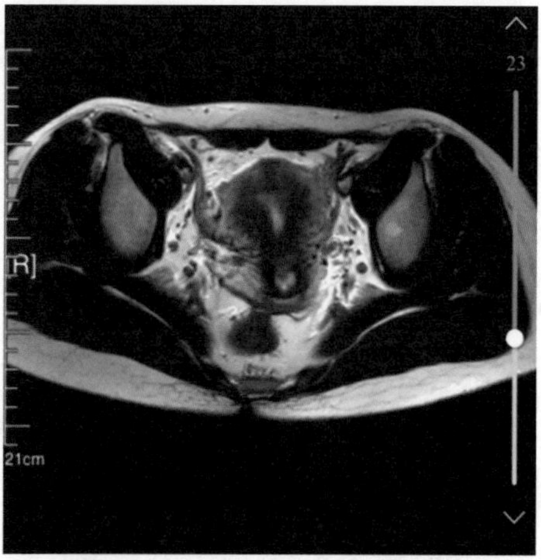

图 7-38　宫颈病灶侵犯浅肌层

初步诊断

宫颈原位癌,宫颈癌待排。

治疗过程

1. 2024 年 9 月 9 日行宫颈管搔刮术,术中刮除组织送病理提示:腺癌。

2. 根据入院后检查结果,诊断宫颈腺癌ⅠB1 期,肿瘤已经累及子宫颈内口,不符合保留生育功能条件,建议患者放弃保留生育功能,选择根治性手术。患者于 2024 年 9 月 12 日行腹腔镜下根治性子宫切除术 + 双侧输卵管切除术 + 盆腔淋巴结切除术,保留双侧卵巢(未移位)。术后剖视子宫离体标本，见宫颈管内菜花样肿瘤，直径约 2cm，累及宫腔，侵犯浅肌层，盆腔淋巴结未见肿大。

3. **术后病理** 普通型浸润性中分化宫颈腺癌，HPV 相关型，最大直径 1.1cm，浸润子宫颈壁的深度 3mm（子宫颈壁厚度 14mm），浸润方式：Silva C 型，可见局灶脉管癌栓，阴道切缘未见肿瘤，左右宫旁未见肿瘤，增殖期子宫内膜，双侧输卵管未见肿瘤。肿瘤病理分期：pT1a1N0。盆腔各组淋巴结未见癌转移（0/21）。

术后诊断

宫颈腺癌ⅠB1 期，Silva C 型。

后续治疗

根据腺癌四因素模型，患者有脉管癌栓和腺癌两个因素，建议术后补充盆腔外照射放疗。患者回当地行盆腔外照射 4 500cGy+3 个疗程的紫杉醇 + 顺铂化疗。

随访

在当地医院定期随访。至今未见异常。

二、讨论

早期宫颈腺癌保留生育功能的手术适应证和鳞状细胞癌相同，符合以下条件者可行保留生育功能手术：①有强烈的生育愿望；②年龄 ≤45 岁；③影像学提示病灶局限于子宫颈,病灶未侵犯子宫颈内口;④ FIGO 分期ⅠA1~ⅠB2 期患者(ⅠB2 期推荐级别:2B 类);⑤无淋巴结转移;⑥病理类型为普通型宫颈腺癌或腺鳞癌,排除神经内分泌癌、胃型腺癌、透明细胞癌等特殊病理类型。本例患者因肿瘤位于宫颈管并侵犯子宫颈内口,不符合保留生育功能条件,虽然患者有强烈保留生育功能意愿,仍建议选择根治性手术。

(一) 原位腺癌保守治疗后的随访和处理

该患者行宫颈原位腺癌锥切术后 2 年,HPV 持续阳性,最终进展为宫颈腺癌。与宫颈 AIS 的特点有密切关系。由于宫颈 AIS 病变的多灶性与不连续性,诊断性锥切术不能完全保证彻底清除病灶,即使病理结果提示切缘阴性,也不能排除浸润性病变的可能。因此,全子宫切除术是无生育要求的宫颈 AIS 患者行宫颈锥切术后的首选治疗方式。该患者虽已生育一子,但仍有强烈生育要求,故锥切后未行子宫切除术。但对宫颈锥切术后 HPV 持续阳性未引起足够的重视,既未按时复查,也没有针对性的检查,导致病情进展为宫颈腺癌。目前研究表明,宫颈锥切术后 AIS 的复发率为 3%~12%,HPV 阳性是唯一有意义的 AIS 复发预测因素,因此对于 HPV 持续阳性的 AIS 锥切后的患者,完成生育后,应考虑切除子宫;若一直未切除子宫、宫颈锥切术后仍有高危 HPV 感染的患者,应提高警惕,密切随访。

(二) 宫颈癌保留生育功能指征宫颈内口受累

宫颈腺癌中保育失败或者放弃保育的病例中,宫颈内口受累是常见的原因。宫颈内口受累是必须引起高度重视的因素之一。腺癌病变多起源于子宫颈管黏膜,病变位置较鳞状细胞癌深,往往通过妇科检查看到的是小病灶,甚至看不到明确的肿瘤病变,从而误认为符合保育条件。因此,对于所有有保育要求的患者,均应强调行影像学检查,尤其是盆腔增强 MRI 检查,以了解病变的位置、距离内口关系和浸润深度。由于宫颈腺癌的发病部位位于子宫颈管内,子宫颈外口病变不明显,甚至没有子宫颈病变,活检往往容易漏诊或者因取材表浅,导致病理诊断不足,因此对于活检提示宫颈原位腺癌或者浅表浸润的患者,均应在锥切前行盆腔 MRI 检查,以明确是否有深部肿瘤及明确肿瘤部位大小,一方面可以更好地设计锥切的位置和深度,提高准确性,另一方面为宫颈锥切术后确定分期和手术方式留下影像学证据。该患者术前宫颈外形正常,宫颈活检为宫颈原位腺癌,但术前 MRI 检查已发现宫颈管内有肿瘤,并且位置较深,宫颈癌概率大,故先行宫颈管搔刮术 + 宫颈锥切术明确诊断。搔刮标本可见明显肉眼可见肿瘤,快速病理诊断为腺癌,未再行宫颈锥切术。同时根据该患者术前的 MRI 结果,肿瘤病变明显累及宫颈内口,已不符合宫颈腺癌保留生育功能的指征。经和患者充分沟通,决定放弃保育手术。

(三) Silva 分型对保育策略的指导

Silva 分型对于宫颈腺癌的保留生育功能策略的制订有指导性的意义。与宫颈鳞状细胞癌相比,宫颈腺癌侵袭和转移能力更强,单纯凭宫颈活检标本中呈外生性生长的部分肿瘤成分来判断肿瘤的生物学行为不够准确。对于宫颈腺癌应该进行诊断性锥切术，通过对锥切标本的宫颈腺癌侵袭方式进行 Silva 分型。Silva A 型明确可保留生育功能，且无需行盆腔淋巴结切除及辅助治疗；Silva B、Silva C 型提示该肿瘤的生物学行为更具有侵袭性，尤其 Silva C 型，由于预后差，不推荐进行保留生育功能的手术。因此，对于所有有保育要求的宫颈腺癌患者，都应先行宫颈锥切术，明确 Silva 分型。该患者入院即考虑由于肿瘤累及宫颈内口，已无保育的可能性，故未行宫颈锥切术。术后病理提示 Silva C 型，考虑预后不良。结合腺癌四因素（组织学类型、肿瘤直径 ≥ 3cm、LVSI、间质浸润 ≥ 2/3），该患者具有术后补充放化疗的指征，给予术后补充放化疗。尽管 Silva 分型不作为术后补充治疗的单独因素，但 Silva C 型一般均有 LVSI，因此宫颈腺癌 Silva C 型的患者一般都需要进行术后的补充治疗。

（四）年轻宫颈腺癌术中保留卵巢问题

目前研究表明，宫颈腺癌卵巢转移的高危因素包括：肿瘤直径大于 4cm、期别高于Ⅱ期、深肌层浸润、宫旁浸润、淋巴结转移、LVSI 等，但在Ⅰ期，宫颈腺癌的卵巢转移率不到 4%，因此部分早期宫颈腺癌可以保留卵巢。2023 年《宫颈腺癌手术卵巢保留指征的专家指导意见》提出宫颈腺癌保留卵巢推荐指征：①排除胃型腺癌等特殊病理类型腺癌；②年龄 ≤ 45 岁，有强烈保留卵巢的意愿；③ FIGO 分期 ≤ ⅠB2 期；④术前检查或锥切术后病理排除卵巢、淋巴结转移、LVSI 阳性等；⑤术中探查卵巢外观正常、不存在高、中危因素；⑥有条件者进行基因检测和遗传咨询，排除 *BRCA* 基因突变及林奇综合征等家族史；⑦保留的卵巢不必移位。需要强调的是，预判为早期宫颈腺癌术后病理有可能出现卵巢转移的一些中高危的因素，比如肿瘤深肌层浸润、淋巴结转移或者 LVSI，若将卵巢保留在盆腔，术后补充盆腔外照射放疗即可同时照射位于盆腔放射野内的卵巢，避免需要再次手术切除移位的卵巢，因此对于宫颈腺癌保留卵巢的患者，强调不要悬吊卵巢。该患者术前评估为早期，但因为没有行锥切术，术前未发现 LVSI，故术中保留了双侧卵巢，但未行卵巢移位。根据腺癌四因素模型，术后病理存在两个中危因素，故给予盆腔放疗，包含卵巢位置，可以避免卵巢转移的发生。

病例十　宫颈腺癌保留生育功能

一、病例资料

女性，31 岁。

主诉：同房出血 1 年余。

现病史：患者既往每年体检，子宫颈检查 HPV 均为阴性。2022 年 10 月出现同房后接触性出血 1 次，未予重视。2023 年出现间断性接触性出血。2023 年 9 月 4 日在当地医院查HPV：高危型HPV（16、18型）阳性；TCT：NILM。2023年9月12日行阴道镜检查，术后病理：宫颈考虑宫颈腺癌，建议做免疫组化进一步明确诊断；行宫颈管搔刮术为宫颈管腺体不典型增生。门诊以“宫颈腺癌”收入院。

既往史：既往体健，否认高血压病史，孕期糖尿病史，自诉产后血糖正常；否认心脏病史。

婚育史：27岁结婚，G_1P_1，2018年因头盆不称行剖宫产术。

月经史：既往月经不规律：6/（25~37）天，经量中等，偶有痛经，偶尔痛经严重需服用止痛药物。末次月经2023年8月23日。

家族史：否认家族遗传病史。

体格检查

外阴无异常。阴道通畅，见少量分泌物，阴道各穹窿存在。子宫颈可见大小约2cm的糜烂样病灶，以下唇为主，触血阳性。子宫前位，正常大小，活动度可，无压痛。双侧宫旁软。双附件区未及明显包块及压痛。

辅助检查

1. 实验室检查

（1）肝肾功能未见异常。

（2）糖类抗原（CA72-4）30.70U/ml ↑，SCC 0.55ng/ml，抗米勒管激素2.06ng/ml，黄体生成素1.68IU/L ↓，促卵

泡激素 1.42IU/L ↓，垂体催乳素 11.85ng/mL，雌二醇（E_2）318.51pmol/L，孕酮（P）40.44nmol/L ↑，睾酮（T）1.57nmol/L，2 种高危型 HPV（16、18 型）感染；TCT：NILM。

2. **影像学检查**

（1）MRI：子宫颈占位，大小 1.5cm × 1.2cm × 1cm，累及宫颈壁浅肌层，考虑宫颈癌可能大；剖宫产术后改变，子宫腺肌病可能，子宫内膜稍增厚，盆腔积液（图 7-39）。

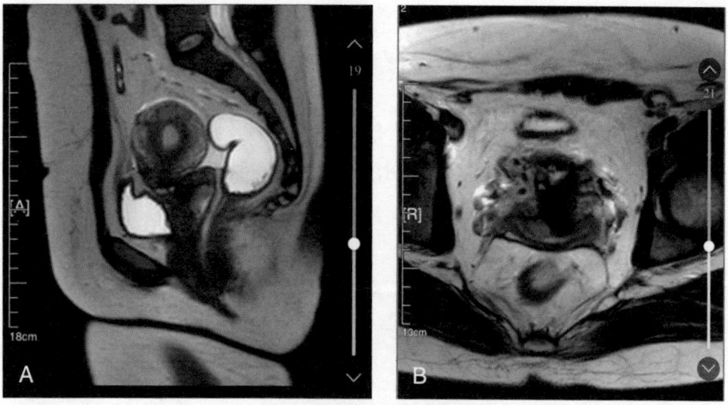

图 7-39 盆腔 MRI

注：A. 矢状位；B. 横断位。

（2）CTU：子宫饱满，宫颈部强化密度欠均匀，左侧附件区囊性灶，请结合妇科检查结果；盆腔少量积液；CTU 检查所见泌尿系统未见明显异常。

3. **病理会诊** 宫颈外生性乳头状腺癌，倾向为绒毛状腺癌。

初步诊断

宫颈腺癌 Ⅰ B1 期。

治疗过程

1. 患者有强烈生育要求，完善检查排除手术禁忌证后，于 2023 年 9 月 2 日行“经腹腔镜根治性子宫颈切除术+ICG 引导的盆腔前哨淋巴结切除术”。术后病理：浸润性宫颈腺癌，HPV 相关型，绒毛腺管状腺癌为主，最大直径约 1.8cm，Silva B 型，浸润宫颈纤维肌层内 1/3，脉管内未见明确癌栓。阴道切缘、左右宫旁均阴性。宫腔刮出物为分泌反应宫内膜。前哨淋巴结均阴性（图 7-40、图 7-41）。

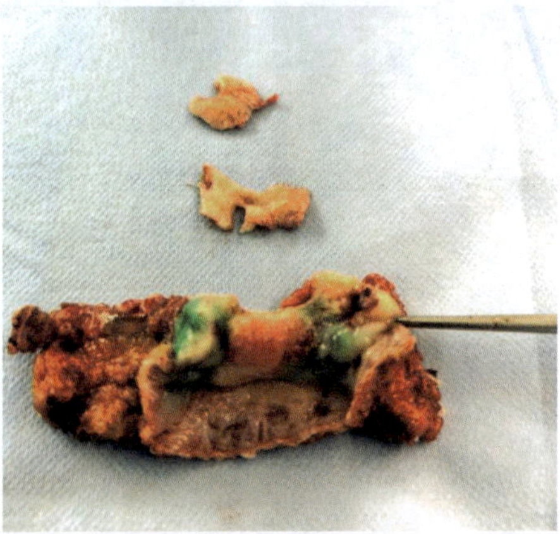

图 7-40　术后标本照片

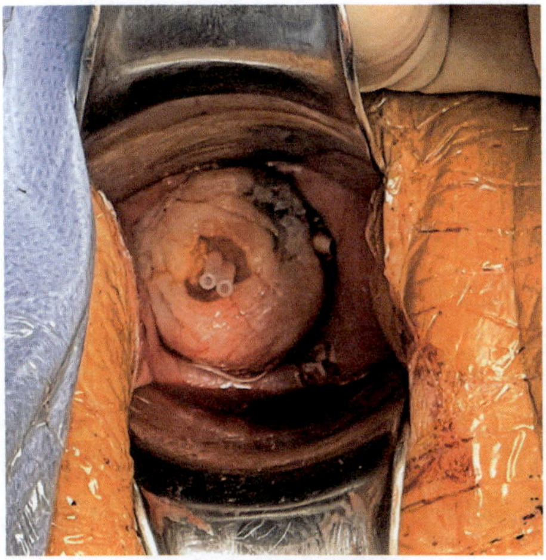

图 7-41 术后宫颈成型

2. 术后患者恢复好，定期随访。术后 3 个月，复查 HPV、TCT 均阴性，取出宫内节育器。2024 年 9 月行 PET/CT 检查：宫颈癌广泛性子宫颈切除术后，宫颈残端管壁稍增厚伴 FDG 代谢轻度增高；左侧附件多发小囊性灶，子宫腔内及左侧附件边缘区生理性 FDG 摄取；鼻咽右后壁生理性 FDG 摄取或炎症可能；右侧扁桃体炎症；右下牙槽炎症；右肺上叶小钙化灶；右肺下叶胸膜下小斑片灶，右肺中叶少许条索灶；远段回肠腔内生理性 FDG 摄取或炎症可能；双侧骶髂关节致密性骨炎可能。

二、讨论

该病例是一例有生育要求的宫颈腺癌患者，并且最终成功保留了生育功能。宫颈腺癌与宫颈鳞状细胞癌具有相同的保留生育功能的手术指征（详见第五章治疗），与宫颈鳞状细胞癌不同的是，宫颈腺癌保育手术对于肿瘤类型、肿瘤位置和肿瘤的分级分型要求更严格，术中的失败率也更高，因此术前和术中应进行更精准的评估。

（一）宫颈腺癌保育手术的术前评估

术前评估是保育手术能否成功的关键。术前评估包括以下方面。

1. 患者有明确的生育要求和良好的卵巢储备功能，要求保留子宫，随着辅助生殖技术的提高和普及，保育手术的年龄上限已经到了 45 岁，大于 45 岁，怀孕概率极低，不建议保留。该患者虽育有一胎，但有生育二胎的要求，激素水平和 AMH 测定，卵巢功能良好，符合保留生育功能手术的基本要求。

2. 肿瘤大小和分期是子宫颈保育手术肿瘤结局安全的关键。研究表明，子宫颈肿瘤直径>2cm 时，子宫颈深浸润、切缘阳性或淋巴结转移的风险均明显增高，不适合采用保育手术。目前也有研究表明对于肿瘤直径>2cm 的肿瘤，可以考虑新辅助化疗后采用开腹方式保留生育功能，但 FIGO 和 NCCN 均推荐宫颈癌保留生育功能手术最好在肿瘤直径 ≤ 2cm 时开展。肿瘤大小以影像学特别是 MRI 检查测量为主，对于宫颈腺癌来说，肿瘤往往位于子宫颈管内，外露部分往往小于实际肿瘤，因此 MRI 测量肿瘤大小显得尤为重要。该患者虽为腺癌，但肿瘤相对外生，肉眼看肿瘤约 2cm，MRI 测量肿瘤最大径 1.5cm，子宫颈管浅肌层浸润，分期是ⅠB1 期，符合保留生育功能的条件。

3. 肿瘤与宫颈内口的距离是宫颈癌保留生育功能手术前判断的重点。为了兼顾妊娠后的子宫颈功能，根治性子宫颈切除术时至少应该保留 5mm 的子宫颈峡部。由于腺癌的特点，宫颈腺癌发病位置往往位于子宫颈管内，距离子宫颈内口近，因此为了保证阴性切缘。肿瘤最好距离子宫颈内口 10mm 以上，5~8mm 也可接受。<5mm 时，术中切缘阳性的概率明显增高，不建议保育。该患者虽为腺癌，但肿瘤以外生为主，测量肿瘤上界到宫颈内口的距离>10mm，因此保育成功率高。对于明显子宫颈内口受累或者距离近的腺癌患者，选择保留生育功能手术需慎重。

4. 术前需注意淋巴结及远处转移的评估。上下腹增强 CT 是评价盆腹腔淋巴结有无转移最常用的方法，范围应该涵盖至高位腹主动脉旁淋巴结水平，同时行肺部 CT 及浅表淋巴结 B 超检查排除远处转移。目前，PET/CT 是评估淋巴结和远处转移最准确的检查之一。NCCN 推荐，对于ⅠB1 期需要保留生育功能的宫颈癌患者，推荐行 PET/CT 检查。因此，对于宫颈腺癌有保留生育要求的患者，需术前行盆腔 MRI 评价肿瘤大小、浸润深度和距离宫颈内口的距离，增强 CT 或者 PET/CT 排除淋巴结转移，两者的功能不能互相替代。

（二）病理类型和 Silva 分型对保育的影响

宫颈腺癌病理类型复杂，要明显多于宫颈鳞状细胞癌，

2024年《ESGO/ESHRE/ESGE指南：宫颈癌、卵巢癌和卵巢交界性肿瘤患者保留生育功能治疗和随访指南》指出以下宫颈癌病理类型不建议行保留生育功能手术：组织学类型为鳞状细胞癌和常见HPV相关型腺癌以外的任何病理类型（如HPV相关型黏液腺癌、胃型腺癌、中肾型腺癌、小细胞神经内分泌癌和透明细胞癌）；也就是说在宫颈腺癌中，只有HPV相关型普通型腺癌才能行保留生育功能的手术。该患者术前活检病理为绒毛管状腺癌，该类型在2014年WHO分类中作为一种预后良好的特殊类型，而在2020年WHO宫颈腺癌的分类中，绒毛腺管状腺癌被认为是HPV相关型腺癌普通型中的变异，并且同样会出现间质浸润，预后和处理与其他普通型宫颈腺癌是一致的，因此保育手术方式同其他宫颈腺癌并无区别。不能因为病理为绒毛状改变而任意缩小手术范围。另外，对于HPV相关的宫颈腺癌，最好在保育手术前通过宫颈锥切术明确Silva分型，Silva A型明确可保留生育功能，且无需行盆腔淋巴结切除及辅助治疗；Silva B型、Silva C型提示该肿瘤的生物学行为更具有侵袭性，尤其是Silva C型，由于预后差，不推荐进行保留生育功能的手术。该患者术前肿瘤外生形态明确，活检即明确诊断，故未行宫颈锥切术，无法明确Silva分型。需要强调的是，单纯的子宫颈活检标本，是不能确定Silva分型的，因为无法排除更深的部位会有更重的浸润，因此对于所有有保育要求的患者，即使有肿瘤形态，也建议最好在指定手术方案前行宫颈锥切术以了解Sliva分型。

（三）宫颈癌保育手术方式

近年来，宫颈癌保育手术方式也发生了很大的变化。低危型宫颈癌手术方式的提出，尤其对于宫颈癌保育手术影响最大，因为手术范围的缩小对于妊娠率的提高有积极的作用，但其应用仍存在一些争议。根据宫颈癌NCCN指南（2025.V1），经过锥切确诊的ⅠA2~ⅠB1期符合以下条件者可以行宫颈锥切术：①无LVSI；②切缘阴性；③普通型腺癌（G1或G2）；④肿瘤大小≤2cm；⑤浸润深度≤10mm；⑥影像学检查无其他部位转移。满足该标准应既是宫颈锥切术的标本，还要全部满足以上六个标准。尽管2025年NCCN指南推荐了满足ConCerv标准的低危宫颈癌新手术方案，但在临床应用时仍需要慎重，特别是对于生育愿望并不强烈的宫颈腺癌患者，医生和患者均需认真权衡该术式的优劣性。因此，对于肉眼可见的外生型（大概率肿瘤浸润深度>10mm）、经活检确诊的IB期患者，还是建议根治性宫颈切除术（有生育要求）+盆腔淋巴结切除术（可考虑SLN显像）。该患者为肉眼可见外生性宫颈腺癌，术前未进行锥切，但通过影像学检查，浸润深度已超过10mm，因此不符合低危宫颈癌标准，选择了根治性宫颈切除术+前哨淋巴结活检。术后病理也证实了这一判断。

（四）前哨淋巴结问题

2017年NCCN指南提出，早期宫颈癌可推荐使用前哨淋巴结活检代替传统的盆腔淋巴结切除术。最新的一项关于早期宫颈癌前哨淋巴结活检和患病率结局的随机多中心试验（SENTICOL-2 研究）的结果也证实，与行盆腔淋巴结切除术相比，仅行前哨淋巴结活检术可以降低患者术后并发症发生率并提高其生命质量。在保留生育功能的手术中，由于肿瘤小，期别早，间质浸润浅，淋巴结转移的风险低，同时行前哨淋巴结切除术可以减少腹膜的损伤，使盆腔粘连或者感染的概率更小，对于后期的妊娠有很大的帮助，因此对于所有保育的宫颈癌患者，有条件的医院均推荐进行前哨淋巴结活检取代系统性盆腔淋巴结切除。国际上推荐的 SLN 显像方法包括染料法、放射性核素法及荧光成像法。在我国，染色剂（蓝染剂和纳米碳注射液）和荧光染色剂（注射用吲哚菁绿 ICG）应用较为广泛，由于放射性核素胶体锝 -99m 标记物（^{99m}Tc）操作不便，临床应用不多。研究显示，ICG 示踪优于单独染色剂示踪，NCCN 宫颈癌指南自 2017 年起推荐可用锝 -99m 标记物（^{99m}Tc）ICG 示踪代替放射性核素和染色剂的联合示踪。

（五）宫颈腺癌保育后的随访

宫颈腺癌保育后的随访时间，同普通宫颈癌保育后随访。2 年内每 3~6 个月 1 次、3~5 年每 6~12 个月 1 次、5 年后每年 1 次复查。对于保育患者，术后宫颈液基薄层细胞学检查和 HPV 检测是必需的项目，对于 HPV 持续阳性的患者，可增加阴道镜检查。保育患者需重视盆腔 MRI 检查。术后 6 个月常规行盆腔 MRI 检查，此后 2~3 年每年行盆腔 MRI 检查。如果怀疑转移，考虑行 PET/CT 检查，B 超可评估浅表淋巴结状况，对盆腔及腹腔淋巴结转移评估价值有限。肿瘤标志物中，与腺癌相关的肿瘤标志物如CA125、CA19-9、CEA 等在宫颈腺癌的随访过程中也应引起足够的关注。

（刘开江　张　颐　刘　青　李芳梅　陆安伟
张　燕　吴绪峰　刘　畅）

▶ 参考文献

[1] TEOH D, MUSA F, SALANI R, et al. Diagnosis and management of adenocarcinoma in situ: a society of gynecologic oncology evidence-based review and recommendations. Obstet Gynecol, 2020, 135 (4): 869-878.

[2] CLEVELAND A A, GARGANO J W, PARK I U, et al. Cervical adenocarcinoma in situ: human papillomavirus types and incidence trends in five states, 2008—2015. Int J Cancer, 2020, 146 (3): 810-818.

[3] STOLNICU S, PARK K J, KIYOKAWA T, et al. Tumor typing of endocervical adenocarcinoma: contemporary review and recommendations from the international society of gynecological pathologists. Int J Gynecol Pathol, 2021, 40 (Suppl 1): S75-S91

[4] 中国医师协会妇产科医师分会妇科肿瘤专业委员会 (学组). 子宫颈原位腺癌诊断与管理的中国专家共识 (2021 年版). 中国实用妇科与产科杂志 , 2021, 37 (12): 1209-1213.

[5] 2019 ASCCP Risk-Based Management Consensus Guidelines for Abnormal Cervical CancerScreening Tests and Cancer Precursors: Erratum. Low Genit Tract Dis, 2020, 24 (4): 427.
[6] CIAVATTINI A, GIANNELLA L, DELLI CARPINI G, et al. Adenocarcinoma in situ of the uterine cervix: clinical practice guidelines from the Italian Society of Colposcopy and Cervical Pathology (SICPCV). Eur J Obstet Gynecol Reprod Biol, 2019, 240: 273-277.
[7] JIANG Y, CHEN C, LI L. Comparison of cold-knife conization versus loop electrosurgical excision for cervical adenocarcinoma in situ (ACIS): a systematic review and meta-analysis. PLoS One, 2017, 12 (1): 0170587.
[8] UPADHYAY BASKOTA S, WANG T, ZHAO C. Follow-up findings in postconservative treatment surveillance for women with cervical adenocarcinoma in situ. J Low Genit Tract Dis, 2021, 25 (1): 38-42.
[9] 王玄 , 俞岚 . 子宫颈腺癌最新分型标准及临床病理联系 . 齐齐哈尔医学院学报 , 2022, 43 (20): 1969-1974.
[10] CHIVA L, ZANAGNOLO V, QUERLEU D, et al. SUCCOR study: an international European cohort observational study comparing minimally invasive surgery versus open abdominal radical hysterectomy in patients with stage ⅠB1 cervical cancer. Int J Gynecol Cancer, 2020, 30 (9): 1269-1277.
[11] CHEN C, LIU P, NI Y, et al. Laparoscopic versus abdominal radical hysterectomy for stage ⅠB1 cervical cancer patients with tumor size ≤2 cm: a case-matched control study. Int J Clin Oncol, 2020, 25 (5): 937-947.

[12] 江涛, 刘淑娟, 庞晓燕, 等. 子宫颈癌腹腔镜技术诊治指南 (2023 年版). 中国实用妇科与产科杂志, 2023, 39 (3): 296-302.

[13] 周晖, 刘昀昀, 罗铭, 等. 2023 NCCN 子宫颈癌临床实践指南 (第 1 版) 解读. 中国实用妇科与产科杂志, 2023, 39 (2): 189-196.

[14] ROBBOY S J, ANDERSON M C, RUSSELL P. 女性生殖道病理学. 回允中, 译. 北京: 北京大学医学出版社, 2005.

[15] 徐晓涵, 白瑞, 李凯丽, 等. 宫颈鳞癌组织整合素 β1 的表达与患者临床病理特征及预后相关分析. 中国肿瘤临床与康复, 2020, 27 (2): 172-175.

[16] 张师前, 倪新雨, 林仲秋. 子宫颈腺癌手术卵巢保留指征的专家指导意见 (2023 年版). 中国实用妇科与产科杂志, 2023, 39 (2): 185-188.

[17] SONG F, JIA M, YU S, et al. PD-L1 expression and immune stromal features in HPV-independent cervical adenocarcinoma. Histopathology, 2021, 79 (5): 861-871.

[18] 袁敏, 姚立丽, 袁建林, 等. 宫颈腺癌与鳞癌组织基因甲基化测定. 中华肿瘤防治杂志, 2020, 27 (20): 1643-1650.

[19] 赵雪蘅, 王静, 唐雁, 等. DNA 异常甲基化及其在宫颈腺癌中作用的研究进展. 肿瘤药学, 2016, 6 (2): 103-107.

[20] 杨艳, 胡昌猛, 俞彩仙, 等. Silva 分型在子宫颈腺癌中的应用及临床意义. 实用妇产科杂志, 2022, 38 (11): 848-852.

[21] RYU S Y, KIM M H, NAM B H, et al. Intermediate-risk grouping of cervical cancer patients treated with radical hysterectomy: a Korean Gynecologic Oncology Group study. Br J Cancer, 2014, 110 (2): 278-285.

[22] 刘鑫. 子宫颈腺癌与宫颈鳞癌的临床病理特征及检查分析. 中国医药指南, 2022, 20 (2): 80-82.

[23] 周丽, 刘亚, 季星利, 等. 基于 SEER 数据库的宫颈腺癌特异性预后分析及列线图模型构建. 西部医学, 2023, 35 (1): 135-142.

[24] LIU P, JI M, KONG Y, et al. Comparison of survival outcomes between squamous cell carcinoma and adenocarcinoma/adenosquamous carcinoma of the cervix after radical radiotherapy and chemotherapy. BMC Cancer, 2022, 22 (1): 326.

[25] HOSSEINI M S, SHAFIZADEH F, BAHREMANI M H, et al. Comparison of programmed death-ligand 1 expression in adenocarcinoma and squamous cell carcinoma of the cervix in paraffin blocks of patients with cervical cancer. Cancer Rep (Hoboken), 2024, 7 (4): e2057.

[26] OMENAI S A, AJANI M A, OKOLO C A. Programme death ligand 1 expressions as a surrogate for determining immunotherapy in cervical carcinoma patients. PLoS One, 2022, 17 (2): e0263615.

[27] TEWARI K S, COLOMBO N, MONK B J, et al. Pembrolizumab or placebo plus chemotherapy with or without bevacizumab for persistent, recurrent, or metastatic cervical cancer: subgroup analyses from the KEYNOTE-826 randomized clinical trial. JAMA Oncol, 2024, 10 (2): 185-192.

[28] 中国抗癌协会肿瘤内分泌专业委员会. 妇科恶性肿瘤免疫治疗中国专家共识 (2023 年版). 中国癌症杂志, 2023, 33 (10): 954-968.

[29] WANG J. A study of AK104 (an anti-PD1 and anti-CTLA4 bispe-

cific antibody) combined with standard therapy for the first-line treat ment of persistent, recurrent, or metastatic cervical cancer (R/M CC). J Clin Oncol, 2022, 40 (16 Suppl): 106-109.

[30] WU X, SUN Y, YANG H, et al. Cadonilimab plus platinum-based chemotherapy with or without bevacizumab as first-line treatment for persistent, recurrent, or metastatic cervical cancer (COMPASSION-16): a randomised, double-blind, placebo-controlled phase 3 trial in China. Lancet, 2024, 404 (10463): 1668-1676.

[31] MARKHAM A. Tisotumab vedotin: first approval. Drugs, 2021, 81 (18): 2141-2147.

[32] FRIEDMAN C F, D'SOUZA A, BELLO ROUFAI D, et al. Targeting HER2-mutant metastatic cervical cancer with neratinib: Final results from the phase 2 SUMMIT basket trial. Gynecol Oncol, 2024, 181: 162-169.

[33] BOSE C K. Balstilimab and other immunotherapy for recurrent and metastatic cervical cancer. Med Oncol, 2022, 39 (4): 47.

[34] GARCIA-SAYRE J, LIN Y G, MATSUO K, et al. Two staged phase Ⅱ clinical trial of Eribulin monotherapy in advanced or recurrent cervical cancer. Gynecol Oncol, 2023, 173: 49-57.

[35] PARK J J, SUN D, QUADE B J, et al. Stratified mucin-producing intraepithelial lesions of the cervix: adenosquamous or columnar cell neoplasia？. Am J Surg Pathol, 2000, 24 (10): 1414-1419.

[36] 杨文婷，陈芳，韩靖，等. 宫颈浸润性复层产黏液性癌的临床病理学特征并文献复习. 诊断病理学杂志，2023, 30 (2): 166-170.

[37] LIN T, WANG W, XU L, et al. Invasive stratified mucin-producing carcinoma (ISMC) of uterine cervix: description of

pathological findings and prognosis factors in a series of 15 Chinese patients. Arch Gynecol Obstet, 2022, 306 (5): 1703-1709.

[38] STOLNICU S, SEGURA S, PARRA-HERRAN C, et al. Invasive stratified mucin-producing carcinoma (ISMC) of the cervix: a study on morphologic diversity. Am J Surg Pathol, 2020, 44 (7): 873-880.

[39] YAO Y, WANG Y, YE L, et al. Invasive stratified mucin-producing carcinoma (ISMC) of the cervix: a clinicopathological and molecular analysis of 59 cases with special emphasis on histogenesis and potential therapeutic targets. Histopathology, 2024, 84 (2): 315-324.

[40] PARK E, KIM YT, KIM S, et al. Immunohistochemical and genetic characteristics of HPV-associated endocervical carcinoma with an invasive stratified mucin-producing carcinoma (ISMC) component. Mod Pathol, 2021, 34 (9): 1738-1749.

[41] 陈雪, 曾郁, 毕小涵, 等. 宫颈浸润性复层产黏液性癌 3 例临床病理分析并文献复习. 外科研究与新技术 (中英文), 2024, 13 (1): 39-43.

[42] STOLNICU S, TALIA K L, MCCLUGGAGE W G. The evolving spectrum of precursor lesions of cervical adenocarcinomas. Adv Anat Pathol, 2020, 27 (5): 278-293.

[43] TALIA K L, ARORA R, MCCLUGGAGE W G. Precursor lesions of cervical clear cell carcinoma: evidence for origin from tubo-endometrial metaplasia. Int J Gynecol Pathol, 2022, 41 (2): 105-112.

[44] LI J, QIAO H, YANG Y, et al. Treatment patterns and prognosis

of patients with clear cell adenocarcinoma of the cervix: A population-based cohort study. Int J Surg, 2024, 111 (1): 20-30.
[45] MORICE P, SCAMBIA G, ABU-RUSTUM N R, et al. Fertility-sparing treatment and follow-up in patients with cervical cancer, ovarian cancer, and borderline ovarian tumours: guidelines from ESGO, ESHRE, and ESGE. Lancet Oncol, 2024, 25 (11): e602-e610.
[46] 中国抗癌协会宫颈癌专业委员会 . 子宫颈透明细胞癌诊治指南 (2024 年版). 中国实用妇科与产科杂志 , 2024, 40 (8): 810-818.
[47] 中国医师协会妇产科医师分会妇科肿瘤学组 . 子宫颈胃型腺癌临床诊治中国专家共识 (2023 年版). 中国实用妇科与产科杂志 , 2023, 39 (6): 617-625.
[48] OHYA A, KOBARA H, MIYAMOTO T, et al. Usefulness of the ‘cosmos pattern’ for differentiating between cervical gastric type mucin-positive lesions and other benign cervical cystic lesions in magnetic resonance images. J Obstet Gynaecol Res, 2021, 47 (2): 745-756.
[49] KURMAN R, CARCANGIU M L, HERRINGTON C S, et al. WHO classification of tumours of female reproductive organs. Lyon: IARC Publications, 2014.
[50] ABU-RUSTUM N R, YASHAR C M, BRADLEY K, et al. Cervical cancer, Version 1. 2021, NCCN Clinical Practice Guidelines in Oncology (NCCN Guidelines).[EB/OL][2020-10-02]. https://www. nccn. org/professionals/physician_gls/pdf/cervical-poland. pdf.
[51] SHI H, SHAO Y, LU W, et al. An analysis of HER2 amplification

in cervical adenocarcinoma: correlation with clinical outcomes and the International Endocervical Adenocarcinoma Criteria and Classification. J Pathol Clin Res, 2021, 7 (1): 86-95.

[52] CHEN L, LUCAS E, ZHANG X, et al. Programmed death-ligand 1 expression in human papillomavirus-independent cervical adenocarcinoma and its prognostic significance. Histopathology, 2022, 80 (2): 338-347.

[53] AVILA M, FUNSTON J R, HOFFMAN M S. Robotic radical stump trachelectomy: critical steps of a radical procedure without normal anatomical landmarks. Gynecol Oncol Rep, 2024, 53: 101384

[54] 任伟, 赵素芬, 史慧星, 等. 宫颈残端癌预防相关研究进展. 河北医药, 2022, 44 (13): 2055-2059.

[55] 陈静, 吕玉宇, 李聪. 子宫次全切除术后残留宫颈人乳头瘤病毒易感性研究. 湖北民族学院学报 (医学版), 2016, 33 (1): 1-3.

[56] OKADA K, OIKE T, ANDO K, et al. Cervical stump cancer treated with radiotherapy using computed tomography-guided brachytherapy. Cureus, 2021, 13 (3): e13789.

[57] SCHMELER K M, PAREJA R, LOPEZ BLANCO A, et al. ConCerv: a prospective trial of conservative surgery for low-risk early-stage cervical cancer. Int J Gynecol Cancer, 2021, 31 (10): 1317-1325.

[58] LU Z, CHEN Y, XIAO C, et al. Transvaginal extraperitoneal single-port laparoscopic sacrocolpopexy for apical prolapse after total/subtotal hysterectomy: Chinese surgeons′ initial experience. BMC Surg, 2024, 24 (1): 25.

[59] TEOH D, MUSA F, SALANI R, et al. Diagnosis and management of adenocarcinoma in situ: a society of gynecologic oncology evidence-based review and recommendations. Obstet Gynecol, 2020, 135 (4): 869-878.

[60] Wang Y, Ouyang Y, Su J, et al. Is salvage radiotherapy optimal to patients with occult cervical cancer undergoing inadvertent simple hysterectomy ？ A propensity score-matched analysis of a nationwide clinical oncology database. Jpn J Clin Oncol, 2021, 51 (4): 630-638.

[61] YANG S, CHEN L, HE Y, et al. Effect of neoadjuvant chemotherapy followed by surgery for FIGO stage Ⅰ-Ⅱ cervical cancer: a meta-analysis. J Int Med Res, 2020, 48 (8): 1-11.

[62] 中国抗癌协会妇科肿瘤专业委员会 . 早期子宫颈癌保留生育功能中国专家共识 . 中国实用妇科与产科杂志 , 2022, 38 (6): 634-641.

[63] TEOH D, MUSA F, SALANI R, et al. Diagnosis and management of adenocarcinoma in situ: a society of gynecologic oncology evidence-based review and recommendations. Obstet Gynecol, 2020, 135 (4): 869-878.

[64] 李晶 , 吴妙芳 , 林仲秋 .《ESGO、ESHRE、ESGE 子宫颈癌、卵巢癌和卵巢交界性肿瘤患者保留生育功能治疗和随访指南》解读 . 中国实用妇科与产科杂志 , 2024, 40 (10): 1027-1032.

[65] ROMA A A, MISTRETTA T A, DIAZ DE VIVAR A, et al. New pattern-based personalized risk stratification system for endocervical adenocarcinoma with important clinical implications and surgical outcome. Gynecol Oncol, 2016, 141 (1): 36-42.

[66] NCCN. NCCN Guidelines Version 1. 2017. Cervical cancer.

2020-10-02.

[67] MATHEVET P, LÉCURU F, UZAN C, et al. Sentinel lymph node biopsy and morbidity outcomes in early cervical cancer: results of a multicentre randomised trial (SENTICOL-2). Eur J Cancer, 2021, 148: 307-315.

[68] FRUMOVITZ M, PLANTE M, LEE P S, et al. Near-infrared fluorescence for detection of sentinel lymph nodes in women with cervical and uterine cancers (FILM): a randomised, phase 3, multicentre, non-inferiority trial. Lancet Oncol, 2018, 19 (10): 1394-1403.

08检